处处有中医

徐 侃 孙鲁淼 主编

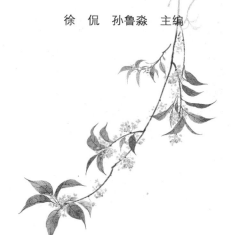

U0346039

中国中医药出版社

·北 京·

图书在版编目（CIP）数据

处处有中医 / 徐侃，孙鲁淼主编 . — 北京：中国
中医药出版社，2019.12（2020.5 重印）
ISBN 978-7-5132-5899-9

Ⅰ . ①处… Ⅱ . ①徐… ②孙… Ⅲ . ①中国医药学—
普及读物 Ⅳ . ① R2-49

中国版本图书馆 CIP 数据核字（2019）第 276129 号

中国中医药出版社出版

北京经济技术开发区科创十三街 31 号院二区 8 号楼
邮政编码　100176
传真　010-64405750
三河市同力彩印有限公司印刷
各地新华书店经销

开本 880×1230　1/32　印张 5.75　字数 95 千字
2019 年 12 月第 1 版　2020 年 5 月第 2 次印刷
书号　ISBN 978-7-5132-5899-9

定价　48.00 元
网址　www.cptcm.com

社 长 热 线　010-64405720
购 书 热 线　010-89535836
维 权 打 假　010-64405753

微信服务号　zgzyycbs
微商城网址　https://kdt.im/LIdUGr
官 方 微 博　http://e.weibo.com/cptcm
天猫旗舰店网址　https://zgzyycbs.tmall.com

如有印装质量问题请与本社出版部联系（010-64405510）
版权专有　侵权必究

《处处有中医》编委会

主　编　徐　侃　孙鲁淼

副主编　邵征洋　齐新宇　董　俊

编　委　（以姓氏拼音为序）

陈丽娟　程时峰　陈尹剑子　冯　劼

傅　骞　傅志泉　郭　艳　黄　芳

黄劲松　柯美华　洪鸣鸣　刘　芳

刘丽琴　吕　娜　李　珍　盛春卿

单静华　王　峻　叶丽红　叶启舟

虞玉凤　杨伟莲　张　华　周　佳

序

中医源于实践，中药源于自然，数千年来祖先与疾病斗争过程中积累总结的宝贵财富，是中华民族的传统瑰宝。

中医强调，养生之道要"食饮有节，起居有常，不妄作劳"，"虚邪贼风，避之有时，恬惔虚无，真气从之，精神内守，病安从来"。其"未病先防、已病防变"的思想更是数千年来指导着中医的防病实践。

《素问·四气调神大论》云："是故圣人不治已病治未病，不治已乱治未乱，此之谓也。夫病已成而后药之，乱已成而后治之，譬犹渴而穿井，斗而铸锥，不亦晚乎？"这句话的意思是说，好的医生能够在疾病有征兆时就及时干预调养，使疾病不发作，把疾病消灭于萌芽状态。余感慨古人的聪明才智，在两千年前就已经意识到"防患于未然"的重要性，并记录下来警示后人。很可惜，经历了漫漫历史长河，时至今日，这种"治未病"的思想也仅有少数人习得并用于指导自己的实际生活。

本书围绕中医药理论知识，介绍了体质养生、时令养生、情志养生等内容，彰显了中医倡导的"天人合一"的养生观、"阴阳平衡"的健康理念、"身心合一"的整体思路。中医诊病强调"望闻问切"，"望"字首当其冲，可见"观面相"的重要性，从"察言观色"诊病真是大学问。书中精选了生活中常见病、多发病如何用中医调养的问题，以问答的形式予以解读，使深奥的中医理论变得通俗易懂。

此书没有浮言虚论，没有华丽的辞藻，讲述的是实实在在的中医药知识，阐明的是简单有效的养生保健方法，弘扬的是中华优秀传统文化。

中医药知识博大精深，要想在短时间内掌握其精髓确实是一件很难的事情，更何况要达到学以致用、融会贯通的境界，需要长期的学习和实践方能有所体悟。希望通过这本书深入浅出的表达，让更多的人了解中医药知识，感受中医药的魅力所在，体验中医药养生保健的文化大餐。

徐侃

己亥年冬

编写说明

中医不仅注重治疗疾病，更强调"未病先防"，主张运用中医中药、针灸推拿等方法增强体质，预防疾病，从而达到延年益寿的目的。与西医药相比，中医更具有人文性、独特性和实用性，符合中国的国情和传统的生活习俗，利于接受与传承。

目前，中医养生书籍随处可见，然专业学者把中医知识以通俗易懂的方式让大众掌握的书籍却不多，我们写作小组先后于2012年和2016年在浙江科学技术出版社出版了《生活中的中医药》和《生活中的中医药2》两本科普书，读者反响不错，受到业内专家的好评。为了满足广大读者对中医养生知识的渴求，我们再次组织专业人员，采用问答形式解读中医药常见的养生保健知识，并由中国中医药出版社出版。

中医养生不是一时的心血来潮和跟风，也不是一朝一夕就能实现的，需要遵循自然规律，怡情养性。希望这本书能够在枕头案边，为您的健康助力加油。

杭州市中西医结合学会

2019 年 12 月

目　录

中医保健知识问答

（四）汤饮和茶饮有哪些讲究 / 35

常见疾病调养问与答

中医养生知识问答

针灸推拿知识问答

女性和儿童常见病中医调养

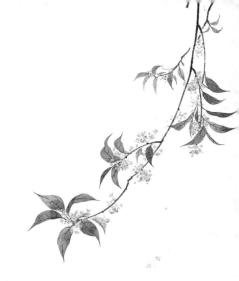

一 中医保健知识问答

（一）中医常识问一问

中医看病讲究的是望、闻、问、切。望，指观气色；闻，指听声息；问，指询问症状；切，指摸脉象。望闻问切最早来源于《难经》。"经言望而知之谓之神，闻而知之谓之圣，问而知之谓之工，切脉而知之谓之巧。何谓也？然：望而知之者，望见其五色以知其病。闻而知之者，闻其五音以别其病。问而知之者，问其所欲五味，以知其病所起所在也。切脉而知之者，诊其寸口，视其虚实，以知其病在何脏腑也。经言以外知之曰圣，以内知之曰神，此之谓也。"从这段对话中可见"望"的重要性，这种"望"就是一种"察言观色"。小事中见细微，发现疾病早期，及时得到治疗，也是我们中医"治未病"的体现。

不管是自己学习中医，还是看到、听到一些中医常识，如何判断知识的对错，对中医爱好者和学习中医的人来说都是一个关键的问题。获取正确知识的渠道显得尤为重要。看到"只要吃了什么东西或者做了什么动作，就可以治疗什么疾病"的论断，一定要多问几个"为什么"，多查询经典，多向专业人士请教。

1. 中医是如何遣方用药的

很多人相信中医，但在诊治疾病的过程中，并不知道中医是依据怎样的思路遣方用药的。

中医理论是如何来阐明外在的世界、内在的人体和药物的作用呢？中医药受到中国古代传统哲学和文化的深刻影响，自古以来，人们就用阴阳和五行学说来认识和解释自然界和人体。例如，外在世界有四季寒暑和昼夜的阴阳变化，人顺应昼夜的更替，有清醒和睡眠状态的变化。而中药的寒热温凉属性也分阴阳，用来调整患者的阴阳失衡状态。

中医辨证论治有哪些特点呢？

首先，中医通过望、闻、问、切四诊来收集临床资料。其实，问诊是中医和西医都非常重视的环节，如果患者对病情叙述不清，或医者问之不详，都会给后续的诊断、治疗带来影响。中医有时也会将 B 超、CT、胃镜、肠镜等检查结果作为参考，把这些看作是望诊的一种辅助和延伸。

其次，要对收集到的望、闻、问、切信息进行分析和整理。辨明病因、病位、病性、邪正关系等。这显然是在中医理论指导下进行的，而且具有非常明显的个体化诊疗特点。中医认为，即使是同一疾病，由于发病的时间、地域和患者本人的体质不同，致病的原因就可能有很大的不同，因此选择治疗的方法和手段也不一样，这就是所谓的"同病异治"。虽然是不同的疾病，但是如果疾病在发展的过程中，机体表现出相同的阴阳、邪正关系状态，也可以用相同的或泻或补等治法，这就是所谓的"异病同治"。

最后，中医诊疗疾病是用整体观念、辨证论治的方法、强调"治未病"的防治原则。简单地说，未病先防、既病防变、治病求本。虽然"头痛医头、脚痛医脚"的治疗方法让人更易理解和接受，但是在中医诊疗的过程中，根据辨证论治的精神，会对某些疾病采用"头痛医脚"的治法。譬如，患者的症状虽然表现在身体上部，但是根据中医脏腑经络辨证，抽丝剥茧，发现病之源头在身体下部。就如同顺着大树的枝末而向下寻求树木的根本一样，这就是"治病求本"。

2. 中医阴阳的概念是什么

中医受中国传统哲学和文化的影响非常深远。自古以来，人们就用阴阳学说来认识和解释自然和人体。阴阳可以上升到哲学的高度，是对相互关联和相互对立的事物和现象的一种描述和概括。包含既有对立，又有统一的概念。阴阳的内涵是非常广泛的。例如，用阴阳来描述自然界，就是：四季有寒暑的阴阳变化；一天内则有昼夜的阴阳变化。人在自然界中，一定会受到外部环境的影响，在养生及治病的过程中，则要顺应四季、昼夜的阴阳更替。

人体的五脏六腑也是有机的、整体的、分阴阳的，且联系在一起的。例如，表属阳，里属阴。六腑属表，故为阳；五脏属里，故为阴。具体到每一脏腑则又有阴阳之分，心有心阴、心阳；肾有肾阴、肾阳等。总之，人体的上下、内外、表里、前后，各个部分之间和内脏之间，无不包含着对立统一的关系。

阳虚主要表现为阳气虚衰，功能减退或衰弱，代谢活动减退，机体反应性低下，阳热不足的病理现象。阳气有温暖肢体、脏腑的作用，如果阳虚则机体功能减退，容易出现虚寒的征象。常见的有胃阳虚、脾阳虚、肾阳虚等。阳虚主证为畏寒肢冷、面色苍白、大便溏薄、小便清长、脉沉微无力等。阴虚指由于阴液不足，不能滋润，不能制阳引起的一系列病理变化及证候。临床可见低热、手足心热、午后潮热、盗汗、口燥咽干、心烦失眠、头晕耳鸣、舌红少苔，脉细数等症，治以滋阴为主。若阴虚火旺者，宜养阴清热。阴虚可见于多个脏器系统组织的病变，常见者有肺阴虚证、心阴虚证、胃阴虚证、脾阴虚证、肝阴虚证、肾阴虚证等，以并见各脏器的病状为诊断依据。

中药也是有寒热温凉属性之分的。能减轻或消除热症的药物，一般属于凉性或寒性；反之，能减轻或消除寒证的药物，一般属于温性或热性。寒凉属阴，温热属阳。中医正是应用药物寒热不同的属性，用来调整患者的阴阳失衡状态。

中医形成了"天人合一"的整体观，不但人体自身是有机的整体，人与自然也是有机的整体。正是在这样顺应自然的理论下，"冬病夏治""春夏养阳，秋冬养阴""药膳食疗"等养生治病理念也就更容易理解了。

3. 中医治病都是"慢郎中"吗

急性烈性传染病自古以来就是人类健康的巨大威胁。东汉年间，医圣张仲景的家族由于遭受烈性传染病，导致十年间家族人口数量减少三分之二。因感慨于早死和枉死的人不能被救治，他写出了中医经典《伤寒杂病论》。唐代孙思邈著有《备急千金要方》，内有专篇对解毒、急救的论述。书里还记录了我国最早的导尿术及其适应证。清代吴鞠通，是治疗急性热病的大家。他所著的《温病条辨》中提到："治外感如将，兵贵神速；治内伤如相，坐镇从容。"其中,外感病包括急性发热性疾病、感染性疾病等。内伤病包括部分慢性病、内科疾病等。因为疾病的发病缓急、病情轻重不同,所需要用到的治则治法也不同。所以中医既有从容应对,又能速战速决。

疫苗的发明和广泛接种使一些明确的传染病得到了有效的控制。自然界可以诱发疾病的细菌和病毒多种多样,而且还在不断地变异。特别是一些病毒性疾病,很难在短时间内研发出有效的疫苗和治疗药物。而中医依据独特的理论和长时间的临床实践总结,不仅重视治疗"人的病",更重视治疗"病的人"。在大多数情况下,中医并不采取以体内对抗式的治疗方法"闭门留寇",而是重视保护和调动机体抵抗力,因势利导、祛邪外出,这就是"扶正"和"祛邪"的意思。

在古代,当大的瘟疫流行时,发病急而患病者多,会有缺医少药的情况发生,因此在民间医疗实践的基础上,逐渐产生了一些所谓"偏方治病"的方法。偏方大多是指组方简单、药味不多,易于就地取材,对某些疾病具有特殊疗效的方剂。这些偏方在某些方面也反映出中医药历史悠久、影响广泛,是在反复医疗实践中积累的宝贵经验。

4. 什么是药食同源

中药大多属天然药物，与可供人类饮食的食物一样，用来治病的就称为"药物"；作饮食之用的就称为"食物"。但其中的一部分，既有治病的作用，同样也能当作饮食之用，叫作"药食同源"之品。中医自古以来就有"药食同源"的理论，许多食物，比如，粳米、赤小豆、山楂、乌梅、核桃、饴糖、小茴香、姜、蜂蜜等，既可以食用，又可以药用，两者很难严格区分，这也是食物疗法的基础。

为什么食物可以起到治疗的效果呢？

中药具有四气、五味等特性。四气是指药物的寒、热、温、凉四种不同的药性。有些则药性平和，没有明显的偏寒、偏热。五味是指：酸、苦、甘、辛、咸五种不同的药味。还有一些药物其药味不显著，称为淡味。从中药药性理论来讲，食物与药物的性味特点是一致的。温热药属阳，具有温里、散寒、补阳等作用；寒凉药属阴，具有清热、凉血、滋阴等作用。五味具有"辛散、酸收、甘缓、苦坚、咸软"的特点，又通过五行理论与五脏联系起来。五味是说明药物性质的理论，并不是指药物或食物的实际口味。当人体健康失衡，发生疾病或体质产生偏颇时，可以通过食物及药物的"偏性"，来调整人体状态的"偏胜"，使之恢复正常，达到养生保健及治疗疾病的目的。

药食同源之品大多安全无毒，那可以随意食用吗？

一般来说，安全无毒是药食同源之品的一大特点。另一方面，药食同源之品药性大多相对温和。如果以药食同源之品用于治疗疾病，当用热药而用温药，当用寒药而用凉药，病重药轻就不能单纯以食疗替代其他药物治疗。反之，平时身体状态及体质平和之人，如果长期服用或温、或凉的药食同源之品，反而容易导致身体阴阳失衡，有损健康。另外，人在生病时，病情可能是错综复杂的，在诊治疾病时如果患者寒热错杂，就需要寒药与热药并用。至于寒药与热药的用药多少与比例，就属于辨证论治的范畴了，需要专业的医生指导才行。

5. 面色发黄是病吗

中医认为，黄色主脾虚、湿证。患者面色发黄，多由于脾虚机体失养，或湿邪内蕴、脾失运化所致。一次性食用含黄色素过多的食物也会导致面色或身体发黄。但这是暂时的情况，对健康无大害，只要停止食用含有黄色色素的食品，不久之后就会自然消退，不必介意。长期服用带有黄色色素的药物也会引起皮肤发黄。贫血、血液循环不良、肝脏疾病、便秘也会引起皮肤发黄。

黄疸病是最常见的，导致面色变黄的疾病。尤其是突发性面色变黄，多为肝胆出现了问题。例如，急性传染性肝炎、肝硬化、肝癌、胰头癌、胆管癌、胆道结石、胆囊结石、肝内胆管结石、急性胆道感染、急性梗阻性化脓性胆管炎、毛细胆管周围炎、急性胆囊炎等，都会使面部呈现不正常的黄色。一旦患有黄疸病，不仅面部皮肤发黄，眼睛白睛也会发黄。而黄疸性肝炎、胆囊癌和胰头癌等病会以面色发黄作为初诊的原因。此外，还有疟疾、药物中毒和钩虫病等，也可引起面色发黄。

排除病变的前提下，面色发黄也有多种情况，例如，黄色比较鲜明属于身体较为湿热；黄色相对晦暗多属于身体较为寒湿；面色萎黄是心脾虚弱、营血不足的征象；面黄浮肿则为脾虚有湿。黄色晦暗逐渐加重，属于阳黄证，通常出现在肝胆病晚期。新鲜浅色黄染，或时消、时退的黄色，表明病症刚刚发生，或正在向健康的方向扭转，痊愈将指日可待。

6. 面色发白是病吗

经常有患者问起，"我脸色这么白，是不是心脏不好？""我会不会是贫血？""我是不是气血不足？"那么，面色发白究竟是不是病呢？

中医认为，面色发白主虚证、寒证、脱血、夺气。面色发白，多由于气虚血少，或阳衰寒盛，气血不能上荣于面部脉络所致。面色苍白属于虚证和寒证，例如，一些面色较白、体型较胖而体力不佳的人，中医称这些人为"气虚"或"阳虚"的体质。就一般疾病来说，虚寒证、贫血、部分肺病患者、里寒剧烈腹痛或外寒恶寒颤栗重者，都可能导致面色苍白。甲状腺功能减退症、慢性肾炎等患者的面色，也要比一般人苍白得多。

此外，如果面色灰白，还要将"铅中毒"的可能性考虑到其中，铅中毒又称"铅容"。各种寄生虫病、白血病等患者和长期在室内工作或营养不良的人也会出现较白的面色。

我们都知道，如果健康的人天生肤色较白，通常是面白而微红。而不经常参加户外活动的人，面色也相对较白且无血色。如白蜡一样的面色则是病态的征象。

面色发白可能是哪些疾病的前兆，或者会引发哪些疾病呢？

一般来说多为气血不足疾病。例如，贫血、月经过多、胃出血、其他内脏出血疾病、支气管扩张、肺气肿、慢阻肺、哮喘、血小板低、白血病、心脏病患者往往也会面色苍白。

如果突然出现面色异常发白的情况，最直接的解释就是身体某个部位失血过多，使面部血管的血液减少而变得苍白，失血或剧痛而导致的休克的患者的面色看起来也很苍白。

7. 面色发红是病吗

很多老年患者误以为面色红是身体健康的标志。殊不知，有时却存在健康隐患。

中医认为，面色红主热证。患者面见赤色，多因有热而面部脉络扩张，气血充盈所致，但亦可见于虚阳上越的患者。满面通红者，属实热证。是因邪热亢盛，血行加速，面部脉络扩张，气血充盈所致。午后两颧潮红者，属阴虚证，是因阴虚阳亢，虚火上炎所致，可见于肺结核、更年期综合征等患者。久病、重病面色苍白，却时而泛红如妆、游移不定者，属戴阳证，是因久病脏腑精气衰竭、阴不敛阳所致，属病重。

虽然正常的面色呈红色而有光泽，但千万不要被这种所谓的健康表象所迷蒙蔽。并非所有发红的面色都是好迹象。在排除剧烈运动、饮酒、日晒和情绪激动等自然生理因素之外，在常见疾病中，面部经常发红通常是高血压的征兆；而结核病患者由于低热，两面颧部也会呈现绯红色，并且在下午更加明显；更年期综合征患者也会有此症状；如果有樱桃般的红色出现在面颊和两腮上，通常是心脏病、煤气中毒的反映；如果在面颊出现对称的蝴蝶形红斑，有可能是红斑狼疮的迹象。

8. 面色发青是病吗

日常生活中，经常会遇见一些中年男性面色发青，尤其是眼眶周围非常明显。面色发青反映了身体哪些问题和状况呢？

中医认为，青色主寒证、疼痛、气滞、血瘀、惊风。患者面见青色，多由寒凝气滞，或痛则不通，或瘀血内阻，或筋脉拘急，使面部脉络血行瘀阻所致。而面色青紫同时也是多种内在疾病的征兆。例如，先天性心脏病、肺源性心脏病等。此外，胃肠出现痉挛性疼痛、胆道疾病引起的胆绞痛时，都会使面色呈现青紫色。而小儿面部、山根与两眉间出现明显的青紫色，并伴有高热的现象，通常是惊风的预兆。

9. 面色发黑是病吗

中医认为，黑色主肾虚、寒证、水饮、血瘀。患者面色发黑，多因肾阳虚衰，水寒内盛，血失温养，筋脉拘急，血行不畅所致。古人说："黑色出于庭，大如拇指，必不病而猝死。"庭指的是额头，位于面部最高的位置，额头部位如果出现黑色，是病情危重的信号，患者常会因为脏器衰竭而死。由此可见面色发黑不容忽视。

面色发黑，灰暗无光，还应考虑患者有长期服用药物的习惯，且副作用较大的因素。例如，砷剂、抗癌药等，都会引起不同程度的面色发黑现象。药物因素引起的面色发黑会在停药或经过治疗后很快恢复；相反，面色继续变黑则预示着疾病向不利的方向发展。

10. 中药汤剂怎样煎

煎中药通常使用有盖的砂锅，忌铁、铝或有油污的锅煎煮中药，以免发生不良的化学反应。煎药时使用清洁、干净的自来水，水量一般高于药物表面2厘米为宜。如果煎煮花草等膨松类药物，可按药物重量的10倍加水。浸泡时间，通常30～60分钟，阿胶类的中药，不需要提前浸泡。煎药时，一般先武火煮沸后再文火煮20～30分钟，但清热解表药用急火煎开后，火力稍小煎10～15分钟即可。如果有需要先煎药物，可先煎20分钟，再下其他药物。后煎药物，可在先煎的药物煮好后5～10分钟时再入药，以确保药味不过分挥发。

中药汤剂的服药剂量均是煎煮2～3次后的合并液，一般一天分几次服用。通常，每次服用150mL为宜。但遇到下列情况，可根据医嘱，适量调整服药次数和计量：①发热患者服清热解毒剂时，可适当增加服药次数；②服用生津止渴药时，也可代茶频服；③身强者，服药量也可多些；④对于重患者，本身进食量就少，可采取少量多次；⑤现在部分医院提供"浓煎"服务项目，比较适合胃部功能减退的人群。

11. 中药忌口知多少

想要使中药的药效发挥好，相应的忌口必不可少。吃哪些中药需要忌口也需要根据患者自身情况进行合理的判断和辨证。比如，吃滋补类的中药时，尽量避免同时食用萝卜。萝卜消食、破气，与人参、黄芪等同时服用，会降低补气的功效。服用凉血滋阴、清热去火等中药时，要避免食用葱姜、狗肉、羊肉等热性食物，以免抵消药效。服用中药时也应尽量避免喝浓茶、饮料、冷饮，或食用油腻的食物。在就医时，一定向医生询问忌口事项，并遵照医嘱进行服药。

12. 中药要趁热喝吗

日常生活当中，中药熬好了经常会趁热喝。一些医院代煎的药，回到家中服用时也会煮开再服用。那么中药总是要趁热喝吗？实际上，中医对口服汤剂讲究非常多。根据相关资料记载，服用中药的方法就有十几种之多。通常来说："阳病凉服，阴病热服"，治疗寒证的药要热服。寒证的表现有：脘腹冷痛、身体畏寒、舌苔白淡、小便清长。治疗热证的药要凉服。热证的表现有：浑身发热、口干舌燥、小便赤黄、舌质鲜红。另外，"汤"

类中药热服，"饮"类中药凉服。凉服是指：与室温相似，温度不宜过低。为了使药效发挥得更好，就医后一定向医生询问中药的服用方法。

（二）药食两用之品说一说

中医食用药膳的历史源远流长，食用药膳既有保健益寿、防病治病之功，又可将苦口良药变成可口饮食，所以食用药膳成为人们易于接受而又行之有效的理想治疗手段之一。但是食用药膳是要遵循一定的原则，有一定讲究的。怎样才能吃得健康、合理呢？

1. 食用药膳有哪些讲究

药膳有两个功能，一是保健强身，二是治疗疾病。第一个功能是通过食用药膳，强身健体、预防疾病。即中医所说的"治未病"。第二个功能则是需在中医的辨证下有选择地食用药膳，即"辨证施食"。

中医有"春夏养阳，秋冬养阴"的说法，所以我们可以顺应自然的阴阳变化选择合适性味的药物或食物进行养生食疗。另外有"用热远热，用寒远寒"的养生原则，意思是说：当气候寒冷时，避免过食寒凉的食物或药物；当气候温热时，避免过食温热食物或药物。同时中医有"寒者热之，热者寒之"的治疗原则，意思是说：

对于治疗真寒证要用热性药物，治疗真热证要用寒凉药物。

药物是祛病救疾的，效果明显，重在治病；药膳偏于养身防病的，重在养与防。药膳在养生、康复中有很重要的地位，但药膳不能代替药物疗法，应根据患者实际情况选择合适的方法，因时而异，因人用膳，因地而异，不可滥用。

2. 为什么要选择粳米煮药粥

粳米俗称大米、精米、硬米、白米、肥仔米。粳米是大米的一种，也是最常见的主食，在我国各地均有栽培。常见的东北大米、珍珠米、江苏圆米都属于粳米。籼米与粳米不同，籼米米粒呈细长形或椭圆形，蒸煮后出饭率高，黏性较小，米质较脆，我国湖南、湖北、广东、广西、江西、四川等省都出产籼米。

粳米具有养阴生津、除烦止渴、健脾强胃、补中益气、固肠止泻的功效。用粳米煮粥时，浮在最上面一层的浓稠液体，俗称米汤、粥油。米汤和粥油具有补虚的功效，适宜一切体虚之人、高热之人、久病初愈的患者、产后妇女、手术后的老年人、年龄较小的婴幼儿等。

粳米煮粥最养人，老幼皆宜。李时珍在《本草纲目》中记载：粳米有早、中、晚三收。北粳凉，南粳温；赤粳热，白粳凉，晚白粳寒；新粳热，陈粳凉。对于米粥养人，北宋文人张耒的体会是："每日起，食粥一大碗，空腹胃虚，谷气便作，又极柔腻，与肠胃相得，最为饮食之妙诀。"当药物与粳米、粟米一同煮粥时，可以治疗的病证就更多了。

粳米配合豆类或其他食材一起煮粥也有不同的功效。赤小豆粥可以利小便，消水肿、治脚气。绿豆粥可以解热毒、止烦渴。薏苡仁粥可以除湿热、利肠胃。莲子粥可以健脾胃、止泄痢。芡实粥可以固精气、明耳目。栗子粥可以补肾气、益腰脚。山药粥可以补肾精，固肠胃。芋头粥可宽肠胃，益脾生津。百合粥可润肺调中。萝卜粥可消食利膈。胡萝卜粥可以宽中下气。马齿苋粥可治痹消肿。油菜粥可以调中下气。荠菜粥可以明目利肝。韭菜粥可温中暖下。葱豉粥可以发汗解肌。茯苓粉粥可以清上实下。松子仁粥可以润心肺、调肠。猪肾粥可以补肾虚诸疾。鸡肝粥、羊肝粥可以补肝虚明目。牛乳粥可以补虚羸。酥蜜粥可以养心肺。

3. 为什么要"冬吃萝卜夏吃姜"

养生谚语是人们在生活和实践中总结的关于养生保健的经验和方法，蕴含着丰富的传统养生之道，因此具有很高的传统文化价值。养生谚语表述生动、合辙押韵、朗朗上口，好记又实用。传颂最广的应该就是"冬吃萝卜夏吃姜，不找大夫开药方"这一句了。简单明了的语言反映出古人质朴的养生观，强调了四季养生、天人相应的理论，既要顺应自然界有"春生、夏长、秋收、冬藏"的变化规律，又以食物具有的寒、凉、温、热四种不同的性质，来调节身体的阴阳平衡。萝卜性凉，生姜性温，冬季外界环境寒冷，人体阳气内藏，人们户外活动较少，喜欢进食牛羊肉等温热性食物。这就容易导致消化不良而产生内热，此时适当地吃一些萝卜可以消食、去积、助消化。

萝卜的栽培及食用在我国历史悠久，各地均有许多的优良品种，尤其以山东、天津、东北等地最具代表。

萝卜全身都是宝，萝卜既可生吃，又可熟食。可炒、可拌，可做馅、可煲汤。萝卜缨子可以生腌作咸菜。萝卜皮可经盐、腊、糖等腌制食用，鲜美开胃。萝卜籽又称作"莱菔子"，主要功效是消食化积。萝卜的营养非常丰富，作为食物有很好的养生保健作用。用萝卜作为保健食物的养生谚语还有很多，例如，"萝卜小人参，常吃有精神""一斤萝卜一斤粮，粮菜混吃身体强""白菜萝卜汤，益寿保健康""萝卜嘎嘣脆，常服活百岁"等。

萝卜既是食物，又可以作为中药，具有药食同源的功效。萝卜生食可止渴宽中，熟食可化痰消导，"萝卜是药祖，生消熟又补"说的正是这个意思。萝卜药膳应也用极为广泛。例如，萝卜煲羊腩可以补中益气、健胃消食；蜜蒸萝卜可以润肺、止咳、化痰；萝卜烧鲤鱼可以温中下气、健脾利湿。

生姜也是典型的药食同源之品，在食用及药用方面都极其广泛。李时珍在《本草纲目》中提到："姜辛而不荤，去邪辟恶，生啖熟食，醋、酱、糟、盐、蜜煎调和，无不宜之。可蔬可和，可果可药，其利博矣。凡早行山行，宜含一块，不犯雾露清湿之气，及山岚不正之邪。"生姜性味辛、温，归肺、脾、胃经。生姜作为调味品时，可为汤类、肉类、家禽、海鲜、蔬菜等调味。生姜粉在国外经常用来为蛋糕、姜饼和蜜饯等提味，有些咖喱里也放有生姜粉。

生姜能发汗解表，祛风散寒，可用于风寒感冒轻证。可以单煎或加红糖服用，或者配葱白煎服，或加入其他辛温解表药中，作为辅药使用，来增加发汗解表的力量。生姜能温肺散寒、化痰止咳，可用于风寒袭肺导致的痰多咳嗽、恶寒头痛。

生姜能温胃散寒、和中降逆。止呕的作用优良，有"呕家圣药"之称。胃寒呕吐可以单用生姜，或与其他中药同用。姜半夏、姜竹茹等一些中药用姜汁炮制过后，能增强止呕的功效。

另外，生姜外用的范围也十分广泛。隔姜灸是常用的一种灸法，取生姜一块切片，中间刺数个小孔后，放在穴区，再以点燃的艾炷放置其上。生姜能够增加局部皮肤的血液循环，也可以外搽治疗某些皮肤病。生姜还可以煮水泡脚，用于治疗各种风湿性疾病。

虽然生姜药食俱佳，内服外用能保健强身、养生益寿，但是也不是所有人都适合食用。阴虚体质和阴虚内热的人群不适合过量食用。也有"一年之内，秋不食姜"的警示，指的就是：秋天燥气伤肺，再吃辛辣的生姜，会加重干燥，所以秋季不宜过多吃姜。

4. 您了解红枣、黑芝麻、核桃仁吗

红枣为补血圣品，可补中益气、安中养脾、养血安神。《本草备要》记载：大枣可"补中益气，滋脾土，润心肺，调营卫，缓阴血，生津液，悦颜色，通九窍，助十二经，和百药"。《食物本草会纂》记载：大枣可"久服轻身延年，补中益气坚志、强力，除烦闷，润心肺，补五脏治虚损。"民间也有"一日仨枣，长生不老"之说。大枣不仅对脾有益处，还能补气养血。但红枣味甘而温、补而不走，不适合痰湿体质，湿热体质和阴虚火旺体质的人多食。同时，食用红枣时应注意，过量会导致胀气和龋齿。红枣皮纤维含量较高，不易消化，肠胃不好的人尽

量避免食用枣皮。储存红枣时应注意通风，尽量放置在干燥处。

众所周知，黑芝麻是比较常见的一种滋补肝肾的食物，长期服用黑芝麻可以让白发变黑。除了此之外，黑芝麻还有益血润肠的作用。黑芝麻和黑豆研磨成糊，或黑芝麻与桑椹研磨成糊食用，有非常好的补肾功效。有些刚生产完的女性可将少量的盐和黑芝麻一起炒制后研成粉末，抹馒头吃，滋补肝肾的同时又通便通乳。购买或者自制九蒸九晒黑芝麻丸，也是不错的选择。同时，身体虚弱，便秘、头晕眼花、耳鸣的人也可根据自身实际情况食用黑芝麻。但脾胃功能较弱，痰湿体质、阴虚火旺的人不建议多食黑芝麻。

核桃仁的形状就像人的大脑，按照中医常常使用"取类比象"的方法，吃核桃仁不仅补脑，常吃还可以补肾乌发、强腰固精、润肠通便。核桃中间分隔果肉的部分叫作"分心木"，可以用来冲水喝，具有强心补心的功效。

5. 枸杞与黑枸杞有什么不同

枸杞甘平微温，有滋补肝肾、益精明目的作用。比较适合肝肾不足、相火不旺、虚劳精亏、头晕眼花、腰酸膝软的人群。但肝火偏旺之人食用枸杞则会助长肝火，又有起阳之效，故有"离家千里，不食枸杞"之说。所以枸杞不适宜火旺体质、湿热体质、痰湿体质的人。儿童不适宜吃枸杞，否则极易导致儿童早熟。

黑枸杞是一种很好的养生保健品，其味甘性平。黑枸杞泡水是目前最为普遍的一种保健食疗法。黑枸杞泡水有抗衰老、滋补肝肾、养肝明目、提高机体免疫力、降糖降压的功效；除此之外，还有壮阳、美容、祛斑等作用。女性食用黑枸杞可以缓解衰老，改善肌肤状况。男性食用可以补精益气，强健身体。黑枸杞中的花青素对眼睛也有很大的好处。需要注意的是，黑枸杞泡水时水温不宜过高，40℃左右最好，以免破坏花青素。黑枸杞泡水时应尽量避免与浓茶同时饮用，间隔2～3小时最佳。

6. 薄荷除了清风散热还有哪些功效

李时珍在《本草纲目》中记载："薄荷，辛能发散，凉能清利，专于清风散热。故头痛、头风、眼目、咽喉、口齿诸病为要药。"《医余星》中也有相关记载："薄荷通关格，利咽喉，令人口香。"可见，薄荷的使用在我国已经有很长的历史了。炎炎夏日，自己种一盆薄荷，摘几片叶子泡水喝，不失惬意。

薄荷是一种唇形植物，中医用薄荷作发汗解热剂。薄荷叶是薄荷的叶子，味道清凉，具有医用和食用双重功能。既可作为调味剂，又可作香料，还可配酒、冲茶等。薄荷叶 5 ～ 10g，以热开水冲泡，待香味溢出即可以饮用，这是最为方便、常用的饮用方式。用带盖器皿冲泡薄荷叶，能避免薄荷油挥发。夏季饮用，"满腹清凉之感"让人心旷神怡。

薄荷还可以缓解头痛、降低血压。其清凉怡人的香气可平缓紧张的情绪。经常吃薄荷叶做的食物，对肝胆都有很好的保养作用。薄荷叶中还含有抗炎剂，它能防止炎症扩散。对于烧伤、烫伤也有很好的效果。薄荷味辛，性凉，归肺、肝经。中老年人春季吃些薄荷粥，可以清心怡神、疏风散热、增进食欲、帮助消化。

薄荷虽好，亦有食用禁忌。薄荷性凉，孕妇不宜过多食用。又因薄荷有克制乳汁排泄的作用，哺乳中的妇女也不宜多用。肺虚咳嗽、阴虚发热多汗的患者也应慎用。同时薄荷有醒脑的作用，晚上不宜饮用过多。

平时可以将薏仁 30g，绿豆 60g，洗净后，用水泡 3 小时备用。中火煮开改小火熬半小时，最后加入 5g 薄荷和白糖或冰糖少许，再次煮沸后即可食用。薄荷绿豆粥有清凉祛火，解暑醒神的功效。

7. 玫瑰花有哪些好处

玫瑰花是一种临床疗效很好，美容价值很高的一味中药。

中医认为玫瑰花有理气解郁、疏肝养胃、调经活血、美白淡斑的作用。现代研究表明，玫瑰花中含有丰富的维生素，能改善内分泌失调，对消除疲劳和愈合伤口有极佳的帮助。《本草正义》中提到：玫瑰花"香气最浓，清而不浊，和而不猛，柔肝醒胃，流气活血，宣通窒滞而绝无辛温刚燥之弊，断推气分药之中，最有捷效而最为驯良者，芳香诸品，殆无其匹"。意思是：玫瑰花色能和血，香能行气。《纲目拾遗》里也有对玫瑰花功效的描述："治肝胃气痛，用玫瑰花（阴干）冲汤代茶服。"将加工过的干玫瑰花 35g 用沸水冲泡 5 分钟，加糖或蜂蜜，若气虚者可加入大枣 3～5 枚，或西洋参 9g；肾虚者可加入枸杞子 15g。其味芳香怡人。长期服用对妇女痛经、月经不调有显著的功效。且其美容效果甚佳，能有效地清除自由基，消除色素沉着，对淡化雀斑有明显的作用。经常应用玫瑰花茶可令人焕发青春活力。

不过要注意的是，玫瑰花不宜与茶叶泡在一起喝。因茶叶中有大量鞣酸，容易影响玫瑰花疏肝解郁的功效。同时，月经量过多或经期女性、孕妇应避免使用。

平时可以自己制作玫瑰花茶。将玫瑰花 5 枚、陈皮 5g，冰糖或蜂蜜适量，用温开水冲泡，具有美颜护肤、调补气血、疏肝解郁的功效。

8. 白果能经常吃吗

在杭州五云山顶，有一株存世 1500 余年的银杏树仍枝叶繁茂。银杏生长速度十分缓慢，寿命极长，能活到千余岁。白果就是银杏的果实，是一种营养价值非常高的食物，不仅可以入药，还可以做菜吃。

最早收载白果的书籍是在元代吴瑞撰写的《日用本草》，是迄今为止收录白果最早的书籍。明代，江苏、四川等地曾出现过用白果炮制的中成药。中医认为，白果能化痰、止咳、平喘、止带、缩尿，故白果能够治疗哮喘、咳嗽、白带、白浊、遗精、淋病、小便频数等疾病。

现代研究表明，白果具有通畅血管、降低血清胆固醇、扩张冠状动脉、保护肝脏、改善大脑功能、滋润皮肤、延缓衰老、治疗老年痴呆症和脑供血不足等功效。白果中除了含有非常丰富的蛋白质、脂肪、糖类之外，还有丰富的维生素 C、维生素 B_2、胡萝卜素、钙、磷、铁、钾、镁等微量元素和白果酸、白果酚、多糖等成分。这些成分对人的健康都非常有帮助。长期食用白果能够延缓衰老，益寿延年。

白果的药效及营养价值虽高，但其种子及核仁中含有白果二酚、白果酸有毒成分。如果大量生食、加热不透或一次性过量食用炒熟的白果，就很容易发生中毒的现象。中毒早期表现为：恶心呕吐、腹痛腹泻、食欲不振等；中毒晚期表现为：重度昏迷、呼吸困难等。所以为确保安全起见，食用白果时一定要控制数量，同时烹饪彻底。处理白果时应去掉胚和子叶，以免对人体造成不必要的伤害。

9. 蜂王浆怎么吃

蜂王浆营养丰富，可以抑制细菌生长、增强机体免疫力、保护心血管系统、改善肝内微循环，抗菌、消炎，抗衰老、抗病毒、抗癌、防癌，促进组织再生、减少更年期的不良反应。由于蜂王浆具有独特的生理功能，在治疗胃肠病、支气管病、营养不良等方面都有良好的效果。

蜂王浆没有毒副作用，但是也不能过多食用。一般情况下，成人可以每天早餐之前半小时和临睡之前半小时空腹食用，每次 3g，体弱或者患者可以加量到 5 ~ 10g。食用时最好将蜂王浆含在嘴里慢慢咽下。蜂王浆的口味比较特殊，很多人不适应，这时我们可以将蜂王浆和蜂蜜以 2:1 的比例进行混合，用温开水调均匀后再食用。蜂王浆中的营养极不耐热，切忌不能用开水冲泡，以免破坏有益菌的活性，从而导致滋补效果变弱。新鲜的蜂王浆应放在冰箱或阴凉通风处保存，避免温度过高造成新鲜程度和营养价值大打折扣。

10. 乌梅、山楂有什么妙用

炎热的夏日，经常会让人大汗淋漓。我们的身体也会觉得五心烦热、精神萎靡、食欲不振，甚至不愿出门。这个时候有什么办法来缓解这些症状呢？来一碗生津止渴又解暑的酸梅汤是不错的选择。

制作酸梅汤主要用到五种原料：山楂 25g，乌梅 25g，甘草 5g，桂花 5g。此用量可以熬出 1 升酸梅汤。此外，还要准备一些冰糖，用量根据个人口味进行添加。

酸梅汤的做法也很简单。把山楂和乌梅放在清水里浸泡半小时后，用纱布将泡好的山楂、乌梅与甘草包好，加入 1.5L 清水，水烧开后放入料包和冰糖，慢火熬制 30 ～ 40 分钟，在出锅前加入桂花，桂花稍煮即可关火。最后用过滤网滤去残渣，将酸梅汤灌入瓶子中，放凉后直接饮用或放入冰箱冷藏，随喝随取。需要注意的是：煮好的酸梅汤放在常温下保存时间较短，应尽快饮用，以免变质。

酸梅汤的主要原料是乌梅。乌梅是一种中草药，味酸、性温，有敛肺、开胃、生津、清热、调中下气等功效。另外，乌梅中的有机酸含量非常丰富，其中有一种枸橼酸，可以有效抑制人体内的乳酸。因此，用乌梅熬制的酸梅汤是炎热夏季简单又有效的保健饮品。酸梅汤生津止渴，对晕车和醉酒也有很好的缓解效果。

（三）常见中药的功效和使用时的注意事项

中药是我国文化中的瑰宝，中药的历史可以追溯到四五千年前的炎帝神农氏时期。神农教会人们耕田种粮后，看到人们经常因为吃坏东西得病，甚至丧命，心里非常难过。他不愿意看到百姓受苦，就亲自尝遍所有的植物，找出能治病的草药。由此可见中药对人类发展进程产生了多么大的影响。如何将中药与日常生活相互结合，让其发挥最大的养生保健作用呢？

下面为您一一揭开。

1. 铁皮石斛有哪些功效

铁皮石斛是最近几年比较流行的一种茶饮。因为生长条件比较严格，所以自然产量很低。早在 1992 年，铁皮石斛曾被《中国植物红皮书》收载为濒危植物。目前市面上流通的大多数铁皮石斛为人工栽培的品种。铁皮石斛主要的功效是滋养阴津。有些人因为经常食用辛辣上火等食物或熬夜，导致伤阴并引起口舌生疮等症状。此时用铁皮石斛泡水饮用就比较合适。铁皮石斛还有补益脾胃、护肝利胆的作用。饮用时可以多泡或者多煮一段时间，让有效成分发挥得更多一些。储存铁皮石斛时应注意通风、防虫，尽量放置在干燥处。

2. 胖大海有哪些功效

胖大海味甘性寒，质轻宣散。上入肺经清宣肺气，又能利咽、开音、化痰，是治干咳无痰、痰稠难出，咽喉肿痛，口干咽燥，牙龈肿痛的喉科良药。下归大肠经清肠通便，用来治疗热结便秘所致的上部火毒证。

很多人喜欢用胖大海泡水来保护嗓子，觉得操作起来比较简单，只要动动手就可以。但是任何药物都有自己的特性，使用时要辨证。胖大海本身性寒，脾胃虚寒或长期腹泻的人不适合食用，并且胖大海本身有降压的功效，血压偏低或者血压正常的人长期服用也不合适。由风寒感冒引起的干咳无力，声音嘶哑大多属于慢性呼吸道疾病，胖大海并不对症。如果得了急性扁桃体炎，可以使用胖大海3～5枚，开水泡服2～3天，症状缓解后马上停药。了解胖大海的副作用后，在选用胖大海的时候就要更加谨慎了，不能将其作为一种保健饮品而长期服用。

3. 灵芝孢子粉有哪些功效

灵芝及灵芝孢子粉，甘平，有补气安神、止咳平喘之效。气虚体质、阳虚体质的人比较适合。如大病初愈而无邪留之人，神疲乏力、失眠健忘、少气懒言、头晕目眩、舌淡红无腻苔和黄苔之人。因其有补气升提之效而对火旺之体不适宜。

4. 人参和红参有哪些功效

民间有"人参杀人无罪，大黄救人无功"一说。人参和红参均为大补元气之品，适宜气虚，阳虚之体。人参补气的效果较好，对心力衰竭的患者也有很好的疗效。红参性热，对于气虚阳虚的患者比较实用。但对于阴虚火旺之体不适宜，特别是肝阳上亢、烦躁失眠、湿热壅滞之人，高血压、脑出血、脑梗死患者更要慎服。人参容易生虫受潮，红参相对易于保存，储存参类应注意干燥通风，可放置在冰箱里随用随取。

5. 西洋参有哪些功效

西洋参，甘微苦凉，有补气养阴，清热生津的功效。适合气虚阴亏，内热之体，如咽干口燥，口干乏津，口舌生疮，五心烦热，舌红少苔或无苔。因其性凉不适宜气虚有寒湿及阳虚之体服用。

6. 三七有哪些功效

三七甘微苦温、活血化瘀、止血消肿之效。劳伤之人服用三七，强身效果很好。近几年三七被百姓熟知，经常有子女将其作为馈赠佳品送给家里老人，但是食用三七也有讲究。安逸之人不适宜服用，容易引动内火，阴虚火旺之体亦不适宜。三七储存时应注意干燥通风，同时注意防虫。可放置干净的玻璃瓶或者塑料袋中冷藏，随用随取。

7. 燕窝有哪些功效

燕窝是古装电视剧中更经常出现的，供女性食用的滋补养颜佳品。因为本身难得，加工程序又很复杂，所以价格比较昂贵。燕窝甘平，有养阴润燥、益气补中之效，特别对肺阴不足，如干咳少痰，皮肤干燥，咽干口燥，虚损久喘，舌红少苔或无苔之体效佳。但是食用燕窝要结合自身体质，燕窝并不是适合所有人。痰饮、湿热重的女性应避免食用。燕窝比较适合避光、通风保存。受潮的燕窝不宜食用，且食用时注意保质期。

8. 冬虫夏草有哪些功效

冬虫夏草在《本草从新》中就早有记载："冬在土中，身活如老蚕，有毛能动，至夏则毛出之，连身俱化为草。"冬虫夏草本身具有较好的滋补功效，但近些年市场已经将它炒作得神乎其神，包治百病。实际上冬虫夏草并不是每个人都适合食用。冬虫夏草甘平，有补肺纳气、补肾、止血、化痰之效，适宜肺肾两虚、久咳虚喘、阳痿遗精、腰膝酸痛之人。冬虫夏草属于中药材，服用之前应咨询专业医生。

9. 鳖和龟有哪些功效

鳖和龟，咸微寒，有滋补肾阴、潜阳强骨之效。适合阴虚之体，如阴虚潮热、骨蒸盗汗、头晕目眩、筋骨痿软等。但鳖、龟乃滋腻之品，痰湿、湿热、血瘀之体不适合服用。

但凡进补都需要谨慎再谨慎。气血阴阳需分清，对证进补才稳妥。舌苔厚腻、身体有瘀之人切勿投补。若自己很难分辨，请找专业的医院和大夫进行咨询。

10. 葛根花、枳椇子、菊花有哪些功效

有些人喜欢喝酒，而大多数人喝酒都是因为各种应酬。适量饮酒可以活血化瘀，但是过量饮酒就很伤身了。要是真避免不了，也要注意学习一些小妙招降低酒对身体的伤害，下面就为大家介绍几种可以解酒的中药。

葛根花善解酒毒、醒脾和胃、解渴，主治饮酒过度、头痛头昏、烦渴呕吐、胸膈饱胀等。《脾胃论》有葛花解酲（酲：醉后神志不清）汤，《滇南本草》有葛花清热丸等，均治疗醉酒。酒后饮用可促使酒精快速分解和排泄，从而迅速醒酒，减轻肝脏压力。

枳椇子也能治酒醉、烦热、口渴、呕吐、二便不利等。《滇南本草》明确提出，枳椇子"治一切左瘫右痪，风湿麻木，能解酒毒"。《世医得效方》拟枳椇子丸治"饮酒多发积"。在民间也有这种说法：在喝酒前抓一把枳椇子吃下，就不怕会喝醉。

菊花能疏散风热，平肝明目，清热解毒。《药鉴》载其"解醉汉昏迷，易醒，共干葛（宜葛花）煎汤"。

从以上几种解酒中药来看，比较推荐用葛根花和菊花一起泡开水服用，葛根花建议选用野生的葛根花，菊花有条件的可以选用胎菊，这两种中药泡服效果明显，而且从口感上容易被人接受。如果是已经喝醉了的话，建议选用枳椇子煎服。

（四）汤饮和茶饮有哪些讲究

说到汤饮和茶饮，不得不提到一个人和一部著作，那就是伊尹和《汤液经》。《汤液经》相传就是伊尹所著。伊尹不仅是商代的政治家、军事家，对于"烹饪"和厨艺也有非常高的造诣。伊尹发明的汤液提高了药对疾病的疗效，后来成为中医药学最主要的特色之一。《汤液经》主要讲述了如何用食物对身体进行补益。这本书对《伤寒杂病论》也有着极为重要的影响。

1. 中药煲汤需要注意哪些

汤最初的本意为"热水、沸水",后来引申到饮食领域,只要是食材、药材经由水沸煮后所获得的成品都可以称为"汤"。俗话说"唱戏的腔,厨子的汤",可见"汤"在烹饪中的重要性。

不少中药是煲汤的好材料,如何根据自己的体质选择煲汤用料呢?

淮山药和芡实各取 15 ～ 30g 煮水食用有健脾益肾祛湿的功效,适用胃口差、大便次数多且稀的人群。沙参和玉竹各取 15 ～ 20g 煮水食用有滋阴、润肺、养胃的功效,适用于慢性咳嗽有口干的人群。枸杞和石斛各取 15g 煮水食用适用于久病体虚、头晕目眩、眼睛干涩、腰膝酸软的人群。黄芪取少量煮水可适用于气虚乏力、食少便溏、中气下陷、久泻脱肛、表虚自汗的人群。山楂炒制后取少量煮水用于肉食积滞、胃脘胀满、泻痢不爽、高脂血症的人群。陈皮和焦山楂各少许,适用于消化不良、腹胀、放臭屁、口臭、血脂较高的人群。那么中药煲汤有什么需要注意的事项呢?

（1）一次性加足水

煲汤时容易犯的第一个错误就是一次性加水不够,导致中途加水,从而影响汤的口味。尤其用药材煲汤,水太少,药味过浓,口感就会变差,通常情况下煲汤时的加水量应至少为食材的 3 倍左右。而且煲汤过程中如果必须要加水，最好选择加热水，而不是冷水。

（2）煮汤时间不用太长

有些人觉得汤熬的时间太短不入味儿，这个想法实际上并不完全对。煲肉汤时间控制在 30 分钟到 1 个小时以内，这样熬出来的汤口感和营养都能保证。长时间的沸煮食物反而容易导致营养流失。如汤中加了滋补药材，一般煲汤时间在 40 分钟之内。

2. 喝茶可以保健吗

在古代，很早就有提及茶叶健身、轻身、明目、提神、醒脑的记录。《神农食经》曾记载："茶久服令人有力悦志。"《杂录》也曾记载："苦茶轻身换骨。"《神农本草》《伤寒杂病论》里均有茶叶性味甘苦，微寒无毒，入心肺胃经，有驱散疲劳、清脑明目，生津止渴、利尿止泻，消咳平喘、清热解毒、轻身减肥等作用的记载。而茶叶解毒、避瘟疫的传说在每一个产茶的地方广为流传，甚至被神化。日本被称为"茶祖"的高僧荣西禅师甚至称茶为"万病之药"。现代科学研究从微分子角度来证实茶叶的保健功能，茶多酚、儿茶素、咖啡因对人体的益处也逐渐被大众了解和熟知。

古人对茶的品种很有研究，对喝茶更有不少讲究。

能让茶的口感发挥到最好，让喝茶体验感锦上添花的，就是对水质和水温的要求。唐代陆羽在《茶经》中有云："其水，用山水上，江水中，井水下。"此为煮茶之道。通常所说的"水为茶之母"强调了水质对茶的重要性。冲制茶叶时，水温则要在85℃以上，反复煮沸的水会破坏茶质。明代的张源曾经说过："饮茶以客少为贵，茶众则喧，喧则雅趣乏矣。独啜曰神，二客曰胜，三四曰趣，五六曰泛，七八曰施。"因此，群体式的喝茶显然不符合古代人"饮茶以客少为贵"的茶趣。如能适应一二人对饮和三四人茶叙的意趣，就会萌生喜静避闹，不喜无酒肉不欢的喧闹环境，这种心性和心境在现代社会也不失为一种乐趣。

茶叶稍带苦味的特殊的口感，给饮用者带来先苦后清香的味蕾刺激。苦味是中医"五味"的一味，苦具有泄和燥及挺阴的作用。既可用于通泄又能清泄，从而清热排毒；燥则能利湿；挺阴能泻火存阴的作用。茶叶性凉，可化浊去腻消脂，既可防止脂肪积滞体内又可化滞体内多余的脂肪，有助于消除过度饮食给身体带来不良的影响。

最近几年，普洱茶名声大噪，成为很多人茶柜里必备的一种茶。普洱茶属后发酵茶，茶性温和，不易伤胃。饮用浓度适宜的普洱熟茶，既不会对肠胃产生刺激，还会在胃表面形成一层保护膜，同时还能促进肠胃蠕动。除了有助于通便外，对化油腻、降血脂、减肥有独特的作用。开始喝茶的时候，不宜泡得太浓，以免引起肠胃不适。

绿茶则是属于完全不发酵茶，性凉，脾胃虚寒的人不适多饮，容易刺激肠胃。但绿茶中含有的茶多酚是水溶性物质，具有健身、抗菌、去脂、防辐射等非常好的保健功效，脾胃虚寒的人在饮用绿茶之前可以将绿茶稍稍炒制，以减少对肠胃的刺激。

隔夜的茶水一般不能继续饮用，但可以用来洗脸，解决油性皮肤的烦恼，同时还能起到收敛毛孔的效果。

茶中儿茶素具有双向调节肠道菌群的整肠功能，可以防止口臭，减少口腔牙菌斑及牙周炎的发生，并能降低血糖、血脂、血压，从而预防心脑血管疾病。茶叶中的咖啡因能促使人体中枢神经兴奋，提神醒脑、宁思清心。

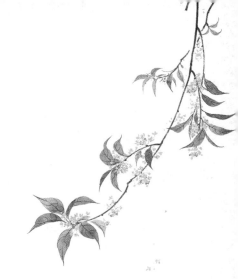

一 常见疾病调养问与答

了解常用的中医基础知识，有助于对身体出现的一些现象有客观、正确的判断；面对一些常见疾病，可以减少不必要的恐惧。

1. 指甲上没有"小月牙"就是身体不好吗

指甲下五分之一处有时会出现一条白色弧形的呈月牙状的痕迹，这个痕迹叫"半月痕"，又名"甲半月"。因为它起来非常像刚刚升起海平面的半个太阳，又被形象地称之为"小太阳"。古人曾经说过："肝主筋，其华在爪"，认为肝脏的生理征象表现在爪甲上，而半月痕是阴阳经脉的交界处，是人体精气强弱的体现。所以有人把有没有半月痕认为是健不健康的标准。

半月痕有没有和大小实际上受到营养状况、生活环境、自身体质多重因素的影响，当消化吸收功能欠佳时，半月痕就会模糊、减少，甚至消失。但是经过大量观察，我们发现：虽然很多小孩子没有半月痕，一些长寿老人和种地的农民也是没有半月痕，但这并不代表他们不健康。所以单看半月痕不如看指甲的整体状况更能反映人体的健康。

指甲上的"小月亮"虽然并不完全代表一个人的健康程度，但手指、指甲的变化不能忽视。如果红润有光泽的指甲变得暗淡无光了，坚挺的指甲突然不平整且容易折断，就要警惕是不是身体哪里在发报警信号了。如果你想拥有一双漂亮的双手，绝不仅仅要涂护手霜，还要调养好整个身体。正所谓人是一个整体，内脏好了，身体好了，脸色才会好，气色才会好，就连指甲都会"闪闪发光"。

健康人的指甲色泽粉红。把十个指甲放在自然阳光线下观察，指甲表面光滑且有光泽。缺钙的人指甲会变得比较软；如果指甲表面出现竖向直线，是操劳过度及用脑过度的表现；如果指甲表面出现棕色的纹理，由指尖向指甲根部延伸，多见于营养不良、操劳过度、维生素缺乏和缺铁等症；指甲发白无血色提示可能贫血；长期吸烟的人指甲上可见棕黄色的条纹；指甲下出现黑斑甚至整个指甲发黑，当心是黑色素痣。一部分银屑病患者病变会延伸到指甲，出现指甲银屑病。具体表现为：指甲没有光泽，呈点状凹陷状，严重者指甲肥厚、畸形，呈甲癣样改变；指头粗大，指甲颜色偏紫，很可能是患有肺部疾病；心脏功能不好的人指甲又薄又脆，甚至裂开；指甲中间出现内陷，形同羹匙状，可见于患有糖尿病、贫血、甲状腺功能亢进或营养不良等症的患者。

哲学家康德曾说："手是身体的大脑。"教育家苏霍姆林斯基说："儿童的智慧在他的手指尖上。"经常让小朋友活动手指，对健康、智力都有好处。抓握玩具、串珠子、弹乐器、画画、智力手指操、玩魔方都是锻炼手指的不错方式。

平时也可以做一做简易的五指操：双手可做洗手状，互相揉搓内外，稍有热感后，右手捏拿左手，从手腕处向手指处滑动，再从每根手指指根揉捏至指尖，然后换左手按摩右手，反复多次，直至双手手掌红润有热感即可。

2. 什么叫"上火"

在日常生活中，一提到"上火"，大家就会想到咽喉肿胀、口舌生疮、牙龈肿痛、便秘等。从中医理论解释，"上火"属于热证范畴。中医认为人体阴阳失衡，内火旺盛，就会上火。人体本身是有"火"的，如果没有"火"生命就停止了，也就是所谓的"生命之火"。但"火"应该保持在一定的范围内，如果"火"过于亢盛，出现内热证候，人就会不舒服，表现为眼睛红肿、口角糜烂、尿黄、牙痛、咽喉痛等症状，这些症状在干燥及湿热天气时更容易发生。

"邪火"又分为实火和虚火。正常人体阴阳是平衡的。实火说明阴是正常的，但是阳过亢；虚火和实火情况正好相反，阳是正常的，阴偏少。中医认为，邪火大部分还是由内而生。例如，工作生活压力大，经常熬夜吃辛辣食物等，都容易从内生火。虽然外界环境是上火的客观条件，但总的来说还是身体的阴阳失调是最根本的因素。

3. 中医如何"降火"

中医解决上火的方法主要是使用滋阴及清热解毒类的药物。生活中，要注意少吃辛辣煎炸食物，少抽烟喝酒。上火还和心理状态密不可分，保持乐观积极的生活态度其实也是较好的"降火药"。

推荐几款降火茶：

（1）乌梅茶

将乌梅 5 枚、山楂 6g、炒麦芽 10g、大枣 3 枚等洗净，置入锅中，加适量水、冰糖，大火烧开后，闷 10 分钟，滤出茶水即可。此茶可生津止渴、健胃消食、理气化湿，是除烦止渴的佳品。

（2）二花茶

将金银花 6g、菊花 6g、枸杞 3g 等洗净，置入茶壶中，加开水冲泡，当茶饮用即可。此茶清热解毒，治疗风热感冒、头疼、咽痛、发热等症。

（3）夏桑菊茶

将夏枯草 6g、桑叶 6g、菊花 6g、薄荷 3g、甘草 3g 洗净，置入茶壶中，加开水冲泡，当茶饮用即可。此茶清热泻火，生津除烦，醒脑明目。

凉茶宜热饮。夏季暑湿当道，喝一杯热的凉茶后出出汗，能更好地泻火清热、释放热毒；而且凉茶性味偏寒凉，容易损伤人体阳气和津液，如果凉茶冰镇饮用，不仅减弱热饮的解毒效果，还会损伤脾胃阳气。

4. 反复"烂嘴"都是上火惹的祸吗

有一部分人经常被反复的口腔溃疡折磨，有严重的甚至可持续大半年的时间，久而久之会伴有口臭。很多人以为自己是因为"上火"才会出现这个问题。没有经过辩证，去药店买了一些清热解毒的中成药，还常喝苦瓜汤、绿豆汤，想"清清火"，可越喝越难受，晚上也睡不好觉，声音嘶哑，干痒咳嗽，拖了很久才到医院求治。

其实很多这种"看似上火"，又久治不愈的情况，恰巧是因为服用了很多清热解毒的苦寒之品，损伤了脾阳，加上肾阴不足，虚火上浮所致。治疗上当以温胃散寒、滋阴降火为主。处方中用炒白术、熟附子等温胃散寒；

砂仁、炒六神曲行气健胃；煅龙骨、煅牡蛎等滋阴潜阳。一般服药 3 天后，声音嘶哑便明显缓解，经过 7 天的治疗，口腔溃疡基本可以痊愈，睡眠质量也能大大改善。

很多人认为口腔溃疡必定是上火导致，一旦口腔溃疡就自服清热解毒之药，实际上大多数患者，尤其是老年人口腔溃疡多数是虚火导致，建议不要吃绿豆、苦瓜、西瓜、梨、冷饮等寒凉之品，也不能盲目吃助阳的韭菜、羊肉、狗肉、龙眼、荔枝等热性之品。虚火导致的口腔溃疡，应多吃银耳、百合、莲子、怀山药等平补滋阴之品。

说到寒凉伤脾胃，不光是老年人，对于儿童，在炎热的夏季也要注意少吃寒凉的食物。因为夏季湿气较重，易伤脾胃，加上天气炎热，儿童吃东西无所顾忌，吃冷饮较多，往往会使本就脆弱的脾胃更易受损。

5. 口臭怎么办

反复口臭是困扰现代人的一个常见问题。《汀眼小录闰湘居士序》里提到"个侬吹起如兰"，可见口气清新是评价一个人美不美，健不健康的标准之一。

那么，有哪些原因会引起口臭呢？

饮食不节，食积、过量食用肉类、过度节食、精神压力较大、患有幽门螺旋杆菌的人也容易患有口臭。除此之外，夏季天气闷热潮湿，脾胃功能受到影响较大，容易导致口臭。打个比方来说，夏天的垃圾比冬天更容易腐坏、发出酸腐的气味，因为夏季潮湿，温度又高，容易滋生细菌。

怎样解决口臭的问题呢？

夏季可以用丁香、藿香、佩兰、薄荷等煎汤漱口。平时养成饭后刷牙漱口的习惯，并及时清理牙齿缝。从根本上解决口臭还是要清淡饮食、荤素搭配、适量运动，保持良好的生活习惯和心理状态。

6. 怎样预防感冒

感冒是触冒风邪、邪犯卫表而导致的常见外感疾病，中医通常将感冒分为三种：风寒型感冒、风热型感冒、暑湿型感冒。

易患感冒的人群主要包括：①疲劳经常加班者；②阳虚者；③有多种基础疾病者。

那么，日常生活中如何预防感冒呢？

（1）早晚盐水漱口

咽部是和外界接触的第一道门户。在感冒流行的时候，仰头含漱，使盐水充分和咽部接触，有助于清除咽部的病菌。

（2）按摩

早晚冷水浴面，并按摩鼻翼旁 0.5 寸处的迎香穴。

（3）晚上热水泡脚

用稍高于体温的热水泡脚 10 ～ 15 分钟，以双脚发红为宜。

（4）保持卫生

外出回家，及时洗手、洗脸；室内常开窗，加快空气流动；遇到打喷嚏和咳嗽的人，及时捂住口鼻，并佩戴口罩。

（5）多喝水

保持呼吸道湿润；流感流行期间，少去人群密集的地方。

7. 什么是风寒感冒？如何防治

风寒感冒是感受寒邪引起的感冒。中医认为"寒性收引"，因此，除浑身酸痛、鼻塞流涕、咳嗽外，还会出现后脑袋疼，脖子转动不灵活，畏寒怕风、流鼻涕的症状。

风寒感冒多发于秋冬季。中医对于风寒感冒有较好的疗效，治疗原则是辛温解表。

（1）呼吸蒸汽法

初发感冒时，在杯中倒入开水，放在鼻腔下，对着热气做深呼吸，直到杯中水凉为止，每日数次，可减轻鼻塞症状。

（2）简易中药方

①萝卜姜丝汤：生姜5片切丝，萝卜50g切片，两者共同放如锅中加水煎煮10～15分，冰糖少许，依个人口味而定。功效：祛风散寒解表。

②可乐姜汤：生姜10片切丝，加入300mL的可乐煮沸1分钟后关火，加盖约5分钟即可服用。功效：疏散风寒，和胃健中。

③葱豉汤：葱白2～4根，豆豉10g。先将豆豉加水500mL煮沸2～3分钟，之后加入葱白，调料出锅。功效：解表散寒。

上述汤剂每日1次，趁热服用，避免吹冷风；如果能再配合服用一碗热粥，盖被取汗效更好。上述汤剂使用后，症状缓解，可连续服用2～3天，直至痊愈。

8. 什么是风热感冒？如何防治

风热感冒是风热之邪侵犯肌表，导致肺气失和所致。即外感风热所致。除通常所见的浑身酸痛、鼻塞流涕、咳嗽外，常伴发热而风寒轻、鼻涕黄浊、咽干红痛、口渴喜水、痰黄稠不易咳出。舌尖红，苔薄黄，脉浮数。风热感冒在夏秋季发生较多。

中医治疗风热感冒的原则是：辛凉解表。建议同时呼吸蒸汽和服用萝卜生姜汤，也可服用双黄连口服液、柴黄颗粒。饮食需清淡，忌油炸、烧烤和冷饮。

9. 什么是暑湿型感冒？如何防治

暑湿之邪侵犯肌表，湿、热留于体内，肺卫失和所致。除了通常所见的浑身酸痛、鼻塞流涕、咳嗽外，还伴有出汗不畅，四肢酸重，胸闷，苔薄黄而腻，脉浮数等表现。夏季闷热，湿度大，人容易贪凉，这样忽冷忽热，风寒之邪就会乘虚而入。

中医治疗暑湿型感冒的原则是：发汗解表，祛湿化湿。除呼吸蒸汽外还可以服用简易中药方。

西瓜是天然白虎汤。西瓜可清热解暑，生津止渴。吃西瓜时，可连西瓜皮上的白色瓜肉一起吃下，效果更佳。

萝卜可和番茄一起煮汤。萝卜清热解毒，理气消食；番茄生津补充维生素。二物合煮，代茶频饮。如果咽痛感觉很明显，可将汤含在喉咙里，慢慢咽下，多次后可起到较好的效果。

除了用食物缓解暑湿型感冒以外，还可以用六一散。六一散是治疗暑病的常用方剂。方中滑石味淡性寒、淡能渗湿、寒能清热，且质重而滑，通利小便，使暑湿之邪气从小便而泄；生甘草泻火和中、健脾化湿。二药合用，具有解暑、利湿、和中的功效。也可服用藿香正气水或十滴水等中成药。

10. 玉屏风散能预防感冒吗

方剂歌诀有"玉屏组合少而精，芪术防风鼎足行"之说，玉屏风散药只有黄芪、防风、白术三味中药组成。黄芪健脾补气药，白术则能健脾益气，帮助黄芪加强益气固表的功能，防风可以解表祛风。

玉屏风散已使用近七百年，至今仍是治疗体虚型感冒的首选药方，有"中成药里的丙种球蛋白"之美称。古人云："冬至玉屏风，夏至生脉散。"玉屏风散就是体质虚弱者预防感冒的一剂良方。

食用玉屏风散可以提升人体正气，对于怕风，怕冷，表虚自汗、自汗恶风、容易风寒感冒的人有较大的帮助。玉屏风散在药店有成药出售，也可自己配制。黄芪、白术、防风，2:2:1，黄芪 10g，白术 10g，防风 5g。碾成细末为一剂，混合均匀后，早晚各一次，温水送服即可。

玉屏风散仅适合怕风、怕冷、虚寒的患者。阴虚火旺，五心烦热、大便干燥、舌红苔少的患者不适合食用玉屏风散。

11. 咳嗽都能喝止咳药水吗

临床中经常听到患者主诉："医生，我这几天嗓子干痒，又不停地咳嗽，能给我开点止咳药水吗！"如果这个医生想也没想，也没有问诊，就开了止咳药水，那一定要小心了，不一定所有的咳嗽都能用止咳药水来解决。不光是咳嗽，单纯的呼吸道疾病亦不能滥用咳嗽药水。

临床上常用的咳嗽药水主要有：复方甘草口服液、强力枇杷露、蜜楝川贝枇杷露等。其主要成分以甘草、川贝、枇杷叶等为主，其主要功效是清肺化痰，养阴润肺，适用于肺热或阴虚为主的咳嗽，就是中医上讲的"热咳"。而临床上见到的寒包火和纯寒性的咳嗽并不少见。有些患者因为咳嗽服用各种咳嗽药水，咳嗽仍不见好转到医院看病，经过四诊合参后，基本可以判定是过度使用凉性的咳嗽药水而转为寒咳，这种情况应停止一切咳嗽药，用切生姜泡水，温肺散寒就可以有明显的缓解和改善。还有一些咳嗽患者前期因为上呼吸道症状过用抗生素，从而导致寒咳、寒包火的也不在少数。

寒咳有什么表现呢？通常表现为咳嗽频繁、痰量多，以白色为主，痰质清稀，无明显的口干舌燥，大便正常甚至偏软，易发于体质偏虚、偏寒的患者或过用抗生素、凉药的人群。

寒包火的咳嗽则病情较为严重，常见于慢性支气管炎的和急性支气管炎的患者，特别是患者体内素有郁热，又反复外感风寒，造成外寒内热的情况。如果单独服用清热化痰的药物只会造成内热郁滞更重，寒包火更明显。这种咳嗽临床常表现为咳嗽，痰色白或黏稠黄、不易咳出、口干、大便偏干，也可伴畏寒发热、舌红、苔薄黄。所以如果出现上述两种情况的咳嗽，则不能使用我们平时常用的清肺化痰的咳嗽药水，用了之后反而会加重病情。

寒包火的咳嗽患者可自制生姜茯苓茶。生姜 2 片加茯苓 6g，开水泡饮，具有散寒除湿，止咳化痰的功效。生姜性辛温，有降逆止呕，除湿消痞、止咳化痰的作用。茯苓甘淡、性平，具有利水渗湿、健脾宁心的作用，用于各种痰饮咳嗽，泡生姜茯苓茶时要注意选用焖烧杯，因为茯苓不容易泡，焖烧杯持续的高温有利用茯苓有效成分释放到水中。

12. "老慢支"如何用中医调理

每到秋冬季节，患有呼吸道疾病的老年患者日子就不好过了，有些人为避免疾病反复发作，常常像"候鸟"一样去南方过冬；没有条件"迁徙"的人群，如何应对大风降温等恶劣天气呢？

"老慢支"表现为：患者喘咳、痰较多。呼吸时喉咙里经常有风箱的声音，天气变冷时症状加剧。严重的呼吸困难，影响睡眠。导致"老慢支"的原因有很多：夏季和冬季使用空调温度过低或过高，忽冷忽热容易使肺的自身调节功能变弱。另外中医认为："脾为生痰之源，肺为储痰之器。"长期过量食用肥甘味厚之物容易导致脾虚，脾运化水的功能会降低。

此类患者如何用中医进行调理呢？很多"冬病"实际上可以"夏治"，每年三伏天，正规医院都会提供贴三伏贴的服务，通过使用温肺散寒的中药结合相应的穴位，可以缓解"老慢支"在冬天发作的概率。但是贴三伏贴时要与医生进行充分的沟通 和客观的辨证，方可使用。另外，少吃油炸等容易生痰的油腻食物，夏季少吃或者不吃冷饮、冰西瓜等生冷食物。化痰、祛湿、理气的冬瓜、萝卜、马蹄等可多食用。秋冬时注意背部、颈部、头部的保暖，同时也要避免夏季夜里开窗着凉。

13. 甲状腺疾病患者如何用中医进行调理

甲状腺疾病这些年发病率相对较高，尤其是"十分能忍，但发起脾气来又很吓人"的中年女性居多，目前甲状腺疾病有向着低龄群体转移的趋势。西医中甲状腺疾病包括很多种，比如：甲状腺结节；甲状腺功能亢进，简称"甲亢"；甲状腺功能减退，简称"甲减"等。这些都是不正常的甲状腺状态。爱生闷气、压力较大的人会被甲状腺疾病盯上。

很多人在体检时被诊断出患有甲状腺结节疾病，还没经过最后的确诊，也不知道最后的结果，人就先崩溃了。实际上没有必要吓自己，甲状腺疾病也并没有想象中那么可怕。仔细观察会发现，大多数甲状腺疾病患者脾气都很暴躁，爱着急，对别人对自己的要求都很高。甲状腺属于腺体，只要是和腺体有关，一定和三焦有关。甲状腺的位置也是肝胆经循经的位置，所以，出现甲状腺疾病，一定要从三焦和肝胆经上去解决。三焦当令的时间是 21：00 ～ 23：00，一旦患有甲状腺疾病应尽早睡觉不熬夜，同时保持良好的心情。多按揉身体上肝胆经对应的位置，找到痛点并进行及时疏通，对缓解甲状腺疾病有较好的效果。

甲状腺结节患者应避免辛辣刺激性食物。例如，咖啡、香烟、酒、葱、花椒、辣椒、桂皮等，忌肥腻及油炸的食物；不宜进食含碘量丰富的食物。

14. 脾虚的原因有哪些

中医称脾为"后天之本"。脾是基础，一个人出生后身体状况好不好，和脾有很大关系。在五行中脾属于土，非常敦厚，默默无闻，长养我们四肢百骸，五脏六腑。所以想要有一个好身体，先要有个好脾胃。

脾旺于四季，所以四季都要呵护我们的脾。一到夏天，暑气天热下降，地湿上升，天地之间又湿又热，这个时候最辛苦的就是脾，人在这个时候也很容易困倦无力。脾的特性是喜温恶寒，喜燥恶湿，如果我们满足了它喜温喜燥的这个特性，它就会给身体提供充足的运化动力。

饮食上肥甘厚腻会给脾的运化造成巨大的负担。高糖、高油、肥甘厚腻的饮食都很容易生湿生痰。还有一些行为也很伤脾，比如：暴饮暴食；食得过快，心情郁闷时候吃大量食物发泄；吃大量生冷食物。

还有一些人睡觉时爱流口水，伸出舌头的时候可以看到舌头又胖又大，颜色偏淡，舌头两边还有明显的齿痕，这都是反映了这个人的脾湿很盛。还有一些人经常感觉大便黏腻，挂在马桶壁上不容易冲洗，这也是判断一个人是不是脾湿热盛的一个标志。还有些人压力很大，一焦虑就容易腹泻，这就是我们常说的"思虑伤脾"。

15. 脾虚有哪些表现

除了舌头胖大、颜色偏淡、舌头两边有明显齿痕是脾虚的表现。还常可以从以下几个方面去判断是否脾虚。

（1）吃不好

吃不好表现为：胃口不好，吃饭不香。这是因为脾虚导致消化吸收的功能不好，吃下去的东西不能正常地被人体所用，超过了脾胃的处理能力，身体自然就不那么爽快地接受食物了。中医叫"脾不运化，胃不受纳"。

（2）喝不好

喝不好表现为：不喜欢喝水，喝水不多。这是因为水喝下去要经过脾的运化才能被人体吸收利用，脾处理水的能力差了，自然不爱喝水。

（3）拉不好

拉不好表现为：长期的大便不成形甚至慢性腹泻。这同样是脾虚处理水的能力差了，相对过多的水分无法正常运化，只能随粪便排出。

（4）慢性疲劳

慢性疲劳表现为：常常倦怠、乏力、容易疲劳，甚至懒得讲话。这是因为脾虚导致气虚，肢体肌肉气不够用所导致的。

16. 健脾的方法有哪些

《素问·太阴阳明论》里说："脾与胃以膜相连。"脾主运化、统血。脾是后天之本。人出生之后，精气血液的强弱均依赖于脾胃运化的水谷精微。

儿童健脾应遵循"想要小儿安，三分饥与寒"的原则，尽量不给孩子吃得过饱，以防食物难以消化，导致孩子脾胃失合。很多爷爷、奶奶或姥姥、姥爷隔代人带孩子，他们因为年轻时食物紧缺经常饿肚子和"隔代亲"的溺爱，总是怕孩子吃不饱，正餐追着孩子吃，孩子想吃零食还会背着孩子父母偷偷给孩子买，所以经常会不小心喂养过量，久而久之孩子要么慢慢变成了小胖墩，要么面黄肌瘦，吃什么不爱消化也不爱长个。人过 40 岁，要逐渐减少进食的总量，过量进食不仅会影响肠胃功能导致血脂增高，长期以往还会引起记忆力下降、大脑早衰等问题。

寒凉的食物要少吃，长期喜欢喝冷饮、吃雪糕、冰西瓜之类温度过低的食物，或者大量食用、饮用生冷的水果、凉茶、清热解毒的药物等，会损伤脾阳，导致脾虚。尽量吃和体温相近的食物。

情绪上长期处在过度的思虑状态，会导致脾气停滞，脾气耗伤，导致脾的生理功能下降。少思虑，有利于脾胃的保养。

身体长期处于过度的奔波疲劳状态，会导致脾气耗伤，出现脾虚证状。

此外，中医认为甘入脾，吃一些天然的甘甜食物，例如，蜂蜜、麦芽糖等可补养气血。脾在五色中对应黄色，黄豆、小米都有很好的健脾功效。

山药味甘，性平，归脾经、肺经、肾经。生山药有补脾养胃、生津益肺、补肾涩精的功效。常用于脾虚食少、久泻不止、肺虚咳喘、肾虚遗精、带下、尿频等症。熟山药能补脾健胃，常用于脾虚食少、泄泻便溏等症。总的来说，补阴宜用生山药，健脾止泻宜用熟山药。也可以自制山药粥：鲜山药 30g，白扁豆 15g，粳米 50g，白糖适量。先用清水将粳米和白扁豆一起煮开，粳米开花时，将山药去皮切片，放入粥中继续煮至山药熟透，可作为早餐食用，有补脾益胃之效。

脾主四肢，有些人四肢湿疹比较严重多是因为脾土水湿泛滥导致的。经常运动四肢，也有利于健脾。也可以多揉揉阳陵泉、后溪、三阴交这等健脾祛湿的穴位。

17. 吃生冷食物后为什么容易胃疼

有一些人会有这样的经历：吃了一些刚从冰箱里取出的东西后，上腹部疼得厉害，直到喝了热开水配合局部按摩才渐渐缓解。医生问诊，常常听到这样的描述："吃凉的胃就很痛。"在西医中，这种现象被称作"胃痉挛"，中医称这种情况为"寒邪袭胃"。

脾和胃在中医里的地位举足轻重，脾和胃也经常放在一起说，这是为什么呢？在位置上，二者同居中焦；在经络上，二者互为络属；在从属关系上，二者互为表里关系；病理上，表里传变、表现重叠，你中有我、我中有你。因此，临床上论及消化常将二者相提而行。

胃为阳腑，脾为阴脏，在五行中属土。胃为阳土，脾为阴土，互为阴阳、表里。胃为燥，脾为湿，燥属阳，湿属阴。结合前述，脾为湿土，喜燥恶湿；胃为燥土，喜润恶燥。同时，具有"水谷气血之海"之称的胃需要热能维系自身功能的正常运转，这也决定了胃喜暖恶寒的特性。如果一个人饮食不节，喜食生冷或苦寒之剂消伐脾胃阳气，以致中焦阳虚，寒气凝滞，使胃的腐熟、下传功能失调，就会出现食欲不振，恶心呕吐、胃脘胀痛。这种畏寒性的胃痛，通过食用温热的食物或热物外敷，搓热双手按揉也能减轻疼痛。配合"理中汤"加减，温中补阳驱寒，有助于健脾养胃，缓解症状。

容易胃痛的患者，注意保暖和不吃生冷食物。烧菜时可以放些生姜，多喝红茶养胃。配合按摩足三里穴、内关穴、中脘穴，有助于加强疗效。

18. 得了胃病，如何正确应对及保养

西医中的胃病指的是：胃或十二指肠溃疡、慢性胃炎（包括慢性非萎缩性胃炎、慢性萎缩性胃炎伴肠上皮化生、糜烂性胃炎、肥厚性胃炎）、胃下垂、胃息肉、胃部肿瘤等胃与十二指肠疾病的总称。胃病发病率高，病程迁延，严重影响患者的工作和生活。

治疗胃病需要有一套综合措施，防治并重、中西医

结合，才能获良效。

首先，胃病属于身心疾病，胃病的患者一定要保持良好的心情，情绪刺激可引起植物神经和内分泌系统紊乱，导致胃酸分泌增加、胃肠道黏膜功能障碍加重等疾病。可通过调心（调整心理）、调身（放松肌肉）、调息（调整呼吸）有意识地排除消极情绪。保健体操、太极拳等都是行之有效的方法。

其次，胃病患者要戒烟、禁酒。香烟中的尼古丁可使胃内食物排空延迟，刺激胃泌素分泌，胃酸浓度增高，削弱胃黏膜的防御功能，导致胃黏膜损伤而发生炎症。酒精直接造成黏膜细胞损伤，导致表层上皮细胞坏死、剥离、糜烂和出血。

食用的食物应细软且易于消化，少吃高脂食品。脂肪可刺激胆囊素分泌，延缓食物排空，引起胃酸分泌增加。咖啡、浓茶、过甜或过咸的食物，都会刺激胃酸分泌。辛辣食物、糯米制品、香肠等食物均应少吃。

胃镜检查可使 90% 以上患者明确诊断；钡餐造影在一定程度上可弥补胃镜检查的不足；B 超、CT 等检查也有一定参考价值。

19. 得了消化性溃疡，该如何调养呢

良好的饮食习惯包括：饮食有节、饮食要规律、清淡。

养胃还需要戒烟戒酒，消化性溃疡、胃出血患者一定要戒酒，喝酒会引起溃疡面加重、出血。

除了饮食之外还有哪些方式可以缓解或调养呢？

（1）调整睡姿

睡姿上建议左侧睡，胃开口往左，不舒服的时候多半是胃酸过多，左侧睡可以促进胃液流向肠道，暂时缓解疼痛，右侧入睡会加重症状。

（2）按摩

平躺，双手手心向下叠合，围绕肚脐用力压下，画圈，顺时针揉三十圈，从小圈画到大圈，逆时针揉三十圈，从大圈画到小圈。

（3）热敷

用手能承受的最热温度的水，泡毛巾拧干，敷在肚子上用力压。肚子胀气时，能摸到乒乓球大小的硬块，隔着热毛巾压硬块，硬块会游走并发出"咕噜咕噜"声音，揉按十分钟硬块慢慢变小消失。

（4）锻炼

运动生发脾阳，可促进食物在肠道内的运化，运动多少根据自己的身体情况来把握。

（5）调养情志，少生气，多养生

心情愉悦可防止气郁生痰湿，精神和情绪是影响脾胃健康的两大因素。而"肝气横逆犯脾"也体现了肝气不舒对脾胃的影响是非常大的。自己平时多按中脘穴、足三里，可平肝气、降逆和胃。

20. 胃溃疡患者要忌口哪些食物

（1）豆薯类

这里的豆类包括：大青豆、黄豆、绿豆、蚕豆、豌豆、豇豆和其他难以消化的豆制品。豆类食品虽然含有丰富的蛋白含，但是脾胃不好的人很难吸收，容易造成腹胀。故本身胀气、排气比较多的人不适合吃。特别要说明一下，吃生花生可以治疗胃酸过多，但只能暂时缓解，过后会分泌更多的胃酸，所以还是不吃为好。薯类包括：芋头、红薯、马铃薯等。

（2）咸菜和腊货

这里的豆类包括：腌制的咸菜、咸鱼、咸精肉块、腊鱼、腊肉，这些食物偏硬、偏干，都属于比较难消化的食物。一些咸菜和腊货保存不当或制作时工序不严格，会产生亚硝酸盐等有害物质，不利于健康的物质，胃溃疡患者食用也不合适。

（3）甜食、糯米及其制品

这里的甜食、糯米及其制品包括：糖果、饮料、糍粑、年糕、元宵、粽子等，这些食物吃后难以消化，而且会刺激胃产生大量胃酸，不利于胃病的恢复。

（4）粗纤维的蔬菜

这里的粗纤维的蔬菜包括：韭菜、芹菜、鸡毛菜、竹笋等。这些食物纤维较粗，难以消化，会对肠胃造成较大的负担。不仅容易塞牙缝，更容易伤害已经有溃疡的胃。

（5）"发物"不要吃

这里的"发物"包括：公鸡、鹅肉、鲤鱼、牛肉、羊肉、狗肉、猪头肉、香椿、茭白、毛豆等。

（6）辛辣刺激食品

这里的辛辣刺激食品包括：辣椒、酒、火锅、葱头等。多吃也会导致胃酸分泌过多，不宜胃黏膜修复。

21. 得了胃溃疡可以饮茶、吃水果、喝酸奶吗

现在很多网上推荐的养胃方法里必有红茶。红茶暖中焦虽然是没错的，但中医临床上，纯寒证的胃病患者并没有想象中那么多。反而寒热、燥湿、虚实夹杂的情况比较常见，所以一味地暖胃并没有太大好处。红茶喝多了滞气，尤其是浓茶鞣酸含量比较高，不适合老年人和长期便秘的人饮用。对于喜欢喝茶又胃肠不好的朋友，建议茶冲泡得淡一些，喝得少一些。

胃酸分泌多和压力较大是造成溃疡病的原因之一，比较酸的食物，例如，山楂建议少吃。

酸奶中含有较多的益生菌，饮用酸奶可降低便秘的风险，也可以在胃里形成一层保护膜，防止胃酸分泌过于旺盛。但是寒、痰、湿严重的人群还是尽量少喝，尤其是酸奶中的益生菌需要在低温下才能保持活性，所以喝温度偏低的酸奶，寒湿、痰湿体质的人就更不适合了。

俗话说："胃病不忌嘴，医生跑断腿"，相信久患肠胃病的患者，对这句话理解起来一定更深刻吧！一日三餐，按时吃饭，不吃夜宵，就是对胃肠最好的保护。每餐七八分饱，吃容易消化的食物，就是给胃肠最好的减负。

胃病三分治七分养，治疗胃病重在调养。注意饮食结构的科学性，吃温热、清淡易消化的食物，同时还需要注意营养的合理搭配，少吃一些辛辣、油腻、生冷和具有刺激性的食物。吃饭养成定时、细嚼慢咽的好习惯。生活上劳逸结合，不要过度劳累，通宵熬夜，保持好心情。同时进行适当的体育锻炼都是有效地避免和缓解胃溃疡的好方法。

22. 慢性萎缩性胃炎可以吃哪些食物

（1）萝卜山药内金汤

材料：胡萝卜 250g，怀山药 30g，鸡内金 15g。

做法：将胡萝卜洗净并切块，与山药、鸡内金同煮，

30 分钟后加入红糖少许，沸后即可服汤。

功效：胡萝卜、山药益气健脾，鸡内金开胃消食，可健脾胃助消化。适用于治疗脾胃虚弱所致的纳少、消化不良等症。

（2）党参小米汤

材料：党参 30g，小米 100g。

做法：先将党参切碎，小米炒熟，再将党参和小米共同放入锅内，加水 1000mL，煮 1 小时后代茶饮服。

功效：此汤有补益脾胃作用，适用于脾胃虚弱型胃炎及溃疡病。

（3）猪肚姜桂汤

材料：猪肚 150g、生姜 65g、肉桂 15g。

做法：先将猪肚洗净放于碗内，然后放入生姜和肉桂，并加入食盐和水适量，隔水炖至猪肚熟烂后分次饮汤食猪肚。

功效：猪肚补益脾胃，生姜、肉桂温中散寒。猪肚姜桂汤可温中健脾养胃，适用于治疗脾胃虚寒型胃痛。

23. 如何养出好脾胃

脾胃有四怕：

（1）怕冷

夏季避免过多食用冷饮和生冷食物，以免损伤脾阳，引起脾胃虚弱；同时也要注意每个季节都应该对寒凉"避之有时"，尽量保证后背、腹部、颈部、手脚受凉。

（2）怕湿

脾属阴，最容易受湿邪所困，会出现脾气不升，胃气难降，脾胃功能出现问题。如果湿为寒邪，更易凝滞，不易去除。避免生活的环境潮湿，同时"食之有度"，避免饮食过量导致脾湿不运。

（3）怕甜

甜食易生痰。

（4）怕撑

不能吃得太饱，提倡七成饱。平时多运动，荤素搭配均衡。

（5）怕压力

保持心情舒畅，少忧愁都是保护脾胃的不二法则。

养好脾胃需要有健康的生活习惯和保健常识。规律饮食、定时定量、细嚼慢咽，是保养脾胃的第一步，特别是脾胃虚弱的人，要少吃辛辣、生冷食物。第二步是要吃对食物，长夏是养脾胃的关键时期，应该健脾、祛湿、和胃等方法进行调补。多吃些薏苡仁、赤小豆、茯苓、粳米熬的粥和绿色蔬菜，增加膳食纤维的摄入量。

如果能做到这些，脾胃功能会慢慢好起来。

24. 肥胖可吃哪些中药进行调理

对肥胖的认识早在中医古籍中就有所记载，称肥胖者为"肉人""肥人"，认为发生肥胖的原因多与"湿、痰、虚"有关，故中医有"肥人多痰湿"的论点。这种痰湿显然是指：过多的脂肪。临床所见肥胖之人，多为脾虚运化失职导致痰湿停留体内，最后以脂肪的形式堆积在腹部、臀部等处。具体表现为舌头胖大、舌边有齿痕、舌苔厚腻等。还可伴有头重如裹、乏力，甚至动则气短、胸闷、恶心等情况。有的人或并发痰火重，性情急躁，易发脾气、恼怒，以致血压高、血糖高等疾病，表现为头胀耳鸣、睡眠不安、舌苔黄腻、大便干结等，更易发生心脑血管病变，故适当的减肥、积极控制好体重，可以有效预防心脑血管疾病的发生。

减肥不是一蹴而就的，除了控制饮食及适当运动外，辅以健脾化湿中药是不错的选择，而且这些中药大多非苦涩难耐之品，口感尚可，可以煎煮，亦可以泡茶饮用，方便易行，且疗效确切。

常用的健脾化湿中药有茯苓、薏苡仁、赤小豆等。此类药物多有健脾祛湿、利小便之功用。脾健则运化如常，水湿无以停留，从而起到健脾化湿消脂减肥之目的。如果动则气短则考虑气虚，可以加用党参健脾益气；伴有头晕、耳鸣等，要考虑是否是肝阳上亢，可加用决明子、枸杞子等；如果舌质紫暗，要考虑是否有瘀血停滞，可加用丹参以活血化瘀、消滞；如果喉间有痰咳之不出，可加用化痰药物如陈皮，既可和中理气，又能化痰降脂；如果有睡眠差、小便短赤者，多伴有心火旺盛等表现，可以加用荷叶、莲子心等清心利小便。古有"荷叶灰服之令瘦劣"之说，故荷叶茶自古以来就被封为瘦身减肥之良药，至今仍被众多肥胖者饮用。如伴有腹胀纳呆，可加用山楂消食健胃，行气散瘀，起到减肥消脂的目的。

以上诸药，可根据减肥者临床表现辨证施治，一般每味中药的用量为 10 ~ 15g，可随症加减；如果是泡茶饮用，每味中药量减半，每天泡茶一壶，可饮用一天，坚持 1 ~ 2 个月会有明显的祛湿、减轻体重的效果。

25. 人到中年如何养肝护胃

中年，是人的一生中最黄金的年龄，无论从体力、精力，还是智力、能力都达到成就事业的巅峰状态。

民间有句俗谚语"三十以前胃养人，四十以后人养胃"，说的是人到中年，需注意对胃的养护。从中医的角度看，脾胃除了是后天之本，同时与肝的疏泄功能密切相关。当工作、生活压力过大，加之长期不良的饮食习惯，易诱发脂肪肝、酒精肝和其他急慢性肝病。体内肝气郁结，或肝气过于旺盛，同样会对脾胃产生不良影响，妨碍食物正常消化吸收，还会造成情绪失调、气血运行不畅，从而引发各种疾病。因此，建议中年人多吃些绿色的瓜果、蔬菜、绿豆等；适当吃一些酸味的食物，对养肝护肝有一定的好处。因为肝主筋，绿色入肝，酸味养肝，如果肝没养好，就会出现肢倦乏力、厌食等一系列表现。另外，善养肝者，千万不能酗酒，要稳定情绪，尽量少动怒，动怒易伤肝；少吃辛辣、刺激性的食物；生活要有规律。一旦有了相关症状，必须及时上医院检查，找医生进行及时的诊治，以免延误病情。

26. 脂肪肝知识知多少

长期大量饮酒，进食高脂肪、高能量食物，不控制体重，随意滥用药物，血糖血压控制差等，都是脂肪肝的致病因素。大多数脂肪肝患者在平时的生活中无自觉症状，很多都是在体检中才被发现，但脂肪肝的危害却不容忽视。中医多以疏肝理气、祛湿化浊消瘀治疗为主。

对于脂肪肝有如下误区：

（1）瘦人不会患上脂肪肝

相对胖人营养过剩导致的脂肪肝，瘦人的这类脂肪肝我们称为"营养不良性脂肪肝"。

（2）血脂高的人才会得脂肪肝

血脂高的人的确易患脂肪肝，但临床上有些脂肪肝患者是因为长期大量饮酒导致的酒精性脂肪肝，血脂不高反而可能会偏低。

（3）只要少吃多动就一定能减掉脂肪肝

少吃多动对于"吃得多、运动少"导致的脂肪肝是有效的，但是也有脂肪肝患者天天吃素、大量运动效果却不好。这是因为过量的运动，需要消耗更多的能量。必需脂肪酸减少，肌肉脂肪组织消耗多，无"肥"可减，就形成体重比脂肪肝减得快的状态。

（4）脂肪肝不需要治疗

重度脂肪肝，长期不重视治疗，仍由其发展，最后可能会成为不可逆转的肝硬化。一旦变成肝硬化，肝脏解毒功能会进一步下降，使病情进一步恶化。

（5）得了脂肪肝要多吃水果

水果中一般含糖量高，过多食用反而容易导致血糖、血脂升高。必要时以萝卜、黄瓜、西红柿等新鲜低糖蔬菜代替水果，既有助于维生素和能量的补充，又不会导致过量糖分的摄入。

另外有些脂肪肝患者认为自己得了脂肪肝是由于肝脏太虚导致的，所以买了很多补肝药来吃。其实这种行为过犹不及，会使肝功能越来越差。对于大部分的轻中度的脂肪肝患者，建议"少吃、多动、少饮酒、慎用药"，健康的生活方式配以科学有效的治疗方法一定能还我们一个健康的肝脏。

27. 如何养肝明目

看电脑久了，我们经常感到眼睛酸胀不适。中医里讲："久视伤肝，肝开窍于目"，《黄帝内经·灵枢·脉度》里记载："肝气通于目，肝和则目能辨五色矣。"《诸病源候论·虚劳病诸候》里对肝和目的关系也有详尽的表述："肝候于目而藏血，血则营养于目。"生理上肝气调和，肝血充足，目得所养，则能发挥正常的视物、辨色功能；病理上，肝脏病变则可反映于目。若肝阴不足，则两目干涩；肝血亏虚，则视物昏花，甚至夜盲；肝经风热，可见目赤痒痛；肝火上炎，可见目赤生翳；肝阳上亢，则头目眩晕；肝风内动，可见目斜上视等。

28. 情绪和肝脏有什么关系？ 如何养肝

中医理论讲，"肝木生发，犹如树木"。只有当肝不受约束时，身体才能犹如一棵枝叶舒展的树，达到一种轻松、疏泄的状态。

肝的疏泄功能正常，则人的情绪正常，心情舒畅。反之，肝疏泄不及则人易精神抑郁、多愁善虑、沉闷欲哭、嗳气太息、胸胁胀闷或隐痛等；肝疏泄太过则人会表现为情绪易激动、烦躁不宁、头晕胀痛、失眠多梦等。

有上述这些疏泄不及或疏泄太过的症状，就需要养肝了。

那么，如何养护我们的肝呢？

首先，丑时（1:00～3:00）是肝经循经的时间。《黄帝内经》云："人卧血归于肝"。在丑时即肝经当令的时候，人进入深度睡眠，肝才能更好地完成解毒、造血任务；气、血、水的运行才能正常，脾胃功能才能正常。所以每一个人都要注重睡眠的时间和质量。

其次，"肝与春气相应"，春季万物生发，按中医五行理论归属，春为木；木喜条达，肝与木的生长相类似。春季来临时，要顺应自然界的变化，使自己的身心充分地放松，尽可能抛开一些烦恼和杂念，让自己有一种融于大自然中蓬勃生长的感觉。《黄帝内经》云："春三月，此谓发陈。天地俱生，万物以荣。夜卧早行，广步于庭，披发缓行，以便生志。"春日气候融和，多作户外活动，呼吸清新空气，舒展筋骨，无思无虑。这样"顺势而为"，能增强神经系统对气候的适应和调节能力，提高人体的抗病能力。对养肝、护肝、防止肝病，都有很好的效果。

最后，要想让肝气顺应自然之气，调节情志非常重要。人有喜、怒、忧、思、悲、恐、惊七种情志，正常情况下，七情是人体一种正常的情绪表现，不会致病。但如果思虑过度、忧愁不解，则会影响肝的疏泄，阻碍阳气的升发，导致脏腑功能紊乱而产生疾病。所以要重视精神调摄，保持心胸开阔、情绪乐观，以使肝气顺达、气血调畅。

29. 生活中哪些习惯容易伤肾

中医理论认为：肾为先天之本，功能多且重要。肾有藏精、主生殖、主骨生髓、主脑、其华在发、开窍于耳等功能，对五脏六腑起着至关重要的温煦、激发、滋润、濡养作用，从而影响脏腑之间的关系。

生活中哪些习惯容易伤肾呢？

（1）饮水过少

水是生命之源，身体的五脏六腑都需要水的滋养。正常人每天要喝2000～3000mL的水才能满足身体的需求。而人如果长时间不喝水，尿量就会减少，尿液中携带的废物和毒素的数量和浓度就会增加。

（2）饮食过咸

吃太多高盐的食物容易引起高血压、动脉硬化、心肌梗死及肾损害。世界卫生组织推荐的食盐标准，每人每天盐量以5g为宜。

（3）经常憋尿

膀胱中尿液不及时排出，容易引起尿道炎、膀胱炎。

（4）滥用药物

药物经过肝脏代谢，经肾脏排泄，如果用药种类太多，剂量很大，就会损害肾脏的功能。所以，各种补药、偏方、保健药品也要慎用。

30. 你属于肾阴虚还是肾阳虚

很多人只要腰酸就会联想到自己是不是肾虚了。实际上引发腰酸的原因有很多：腰肌劳损、腰椎间盘突出、肾结石、盆腔炎、尿路感染都会引起不同程度的腰酸。腰酸只是肾虚的一个表现，肾虚除了腰酸以外还有其他症状。比如：头晕、耳鸣、乏力等。乏力也不仅仅是肾虚的表现，睡不好觉也会出现乏力的症状。

肾虚分为三种：肾阴虚、肾阳虚、肾阴阳两虚。

（1）肾阴虚

肾阴虚表现为：腰酸乏力、睡不着觉、脱发、记忆力下降、牙齿松动、一阵一阵莫名的烦躁、一阵一阵的热、口干想喝水、小便黄、舌红少津、脉细数等。肾阴虚还会引起男子遗精、女性月经不调等情况。

（2）肾阳虚

肾阳虚表现为：腰酸乏力、睡不着觉、怕冷、手脚冰凉、夜尿多、小便清长、大便偏稀、嘴里没有味道、不想喝水、面色苍白、舌淡胖苔白润、脉微弱迟。肾阳虚还会引起男子阳痿、女性月经不调、不孕等情况。

（3）肾阴阳两虚

肾阴阳两虚表现为：二者症状兼有。比如：既有一阵一阵莫名的烦躁、一阵阵的热，又有怕冷、手脚冰凉、夜尿多的症状。

31. 如何补肾

一般来说，肾阴虚的患者可以吃六味地黄丸；肾阳虚的患者可以吃桂附地黄丸；肾阴阳两虚的患者可以两样适量兼着吃。肾阴虚明显的六味地黄丸多吃，肾阳虚明显的桂附地黄丸多吃。比如：肾阴阳两虚，阳虚明显，可以桂附地黄丸6丸，六味地黄丸2丸配合着吃。但是吃中药之前应到正规医院询问医生，经过辨证后在中医指导下进行用药。

肾虚患者平常应劳逸结合，适当运动。尽量不要熬夜，23：00之前睡觉。肾阴虚的患者平常可以吃木耳、鸭肉、鲈鱼、山药、桑椹、百合、银耳等食物。肾阳虚的患者可以吃羊肉、狗肉、核桃、麻雀肉、牛鞭等食物。肾阴阳两虚的患者可以两样兼着吃一点。肾阴虚表现得更明显的患者补肾阴的多吃，肾阳虚表现得更明显的患者补肾阳的多吃。

32. 中医补肾有简易方法吗

肾为先天之本。人体随着肾气的逐渐旺盛而生长发育直到成熟，中年以后肾气逐渐消退，这时人就容易出

现腰膝酸软、乏力甚则怕冷等现象。故养肾、补肾尤为重要。下面介绍几种简单实用的按摩保健方法。

（1）鸣天鼓

以两手掌紧贴两耳，然后以中指和食指交替弹击后脑，耳中听见如打鼓之声，故名"鸣天鼓"。每日2次，每次30下以上。中医认为，肾开窍于耳，故久行此法能健肾益耳，有利于中年肾气上输至脑乃至双耳，能健脑聪耳，防治耳聋耳鸣。

（2）按摩涌泉

足心涌泉穴直通肾经。临睡前用温水、热水泡脚，再用双手互相擦热后，用左手心按摩右脚心，右手心按摩左脚心（脚心即涌泉穴部位），每次100下以上，以搓热双脚为宜。此法有强肾、滋阴、降火之功。对中老年人常见的虚热症效果甚佳。

（3）按摩腰眼

两手握拳，手臂往后用两拇指的掌关节突出部位，自然按摩腰眼（在第四腰椎旁约2寸的凹陷处）向内做环形旋转按摩，逐渐用力，直至有酸胀感为好，持续按摩10分钟左右，早、中、晚各一次。腰为肾之府，常按摩腰眼可防治中老年人因肾亏所致的慢性腰肌劳损、腰酸背痛等症。

（4）爬山壮腿

中老年人多活动下肢，可延缓肾气衰老，因为下肢主要为肾所主，多锻炼下肢即有补肾之功。

中医所指的"肾"不仅仅是一个有形的脏器，而是和肾脏相关的一系列功能活动的总称。人的精神、骨骼、头发、牙齿等变化都与肾有密切关系。肾的精气从作用来说可分为肾阴、肾阳两方面，肾阴与肾阳相互依存、相互制约，维持人体的动态平衡。当这一平衡遭到破坏时，就会出现肾阴、肾阳偏衰或偏盛的病理变化。西医所指的"肾脏"是位于腹膜后脊柱两旁浅窝中成对的扁豆状器官。左肾较右肾稍大，肾脏的一侧有一凹陷，叫作"肾门"，它是肾静脉、肾动脉出入处。肾脏是人体的重要排泄器官，其主要功能是过滤形成尿并排出代谢废物，调节体内的电解质和酸碱平衡。肾脏具有内分泌功能，通过产生肾素、促红细胞生成素等，参与调节血压、红细胞生成和钙的代谢。

33. 如何防治痔疮

俗话说"十男九痔"。西医定义的痔是指：人体直肠末端黏膜下和肛管皮肤下静脉丛发生扩张和屈曲所形成的柔软静脉团。我国早在殷商时期的甲骨文中就有肛肠病的记载，到西周有"痔"的病名。然而在中医文献中

的"痔"一般有两种形态的描绘：一是把人体孔窍中所有小肉突起称为"痔"。如宋代医学家陈无择在《三因极一病证方论》中记载："于人九窍中凡有小突出者皆曰痔，不特于肛门边生。"二是指所有肛肠疾病的总称。《说文解字》解释为："痔，后病也。"所以，中医又称肛裂为"裂痔"，称息肉为"息肉痔"等，是一个广义的概念，相当于现代内痔、外痔的统称。

痔疮是人类特有的疾病，与人类直立行走和久站的习惯有关。痔疮给我们生活带来了许多不便，应该从哪几方面来预防和治疗呢？

（1）坚持锻炼

中医认为，久坐可使肛周气血凝滞，运行不畅；久行可使人体虚劳，气血容易积聚肛门而造成局部压力过高。适度运动，增强肛周肌肉力度，也可以预防和减少痔疮发生。除坚持每天的运动，促进机体的气血运行外，可以练习提肛的动作，单独锻炼肛周的肌肉，促进直肠末端黏膜下和肛管皮肤下静脉丛血液回流，改善局部血液循环，减少痔疮的发生。

（2）预防便秘

如反复或长期便秘，导致腹压过高，容易使直肠末端黏膜下和肛管皮肤下静脉丛瘀血，这也是形成痔疮的高危因素。长此以往，痔核很容易脱出。养成每天排便的习惯，也能减少痔疮的发生。

（3）注意饮食

辛辣的食物及酒精刺激可以促使或加重直肠末端血管扩张、充血，从而增加痔疮的发病机会。

（4）杜绝不良排便习惯

例如，如厕时候看书、看报、玩手机会加重直肠末端血管压力增加，加剧内痔脱出的风险。缩短如厕时间，便后及时清洗肛门及会阴部，保持肛门清洁卫生，有助于改善直肠末端血管血液循环，减少痔疮的发生。

（5）补中健脾

中气不足，中气下陷的人群，也是痔疮的高危人群。中气不足的患者，可以在医生的指导下尝试使用"补中益气丸"。同时尝试"参苓白术散"健脾。

（6）保健按摩

便后清洗肛门时，可按揉长强穴 20 ～ 30 次，具有通便提肛的作用。还可以排便时按摩尾椎，将食、中指并拢，自长强穴沿尾骶骨直向上推至腰椎，每次推 50 ～ 100 次，贵在坚持。

（7）外用药膏

如果正在痔疮的急性发作期，除卧床休息、局部清洗后，使用痔疮软膏也有助于缓解症状。

（8）手术治疗

对经非手术方法治疗一段时间后，症状无明显改善缓解的患者，建议到医院就诊，并询问、探讨手术治疗的可能性。

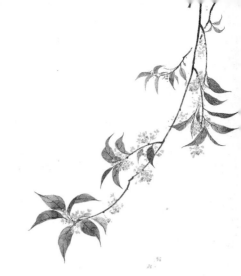

中医养生知识问答

（一）体质养生是基础

中医讲的体质不同是指：一个人在先天禀赋和后天获得的基础上，逐渐形成的固有的一些特质。

中医体质辨识是通过中医的四诊合参，结合现代中医体质研究，对体质类型作出判断并分析易患疾病的倾向。体质具体分为平和体质、气虚体质、阳虚体质、阴虚体质、痰湿体质、湿热体质、瘀血体质、气郁体质、特禀体质九种体质。

1. 什么病选择看中医

（1）慢性疲劳综合征

抽血化验后发现指标没有什么大问题，但是患者明显感觉身体不适、头晕目眩、乏力盗汗、心烦失眠、食欲不振。这些亚健康症状，进行中医调理比较有效。

（2）病毒感染性疾病

流行性感冒等病毒感染性疾病，采用中医"扶正祛邪"的方法效果明显。

（3）妇科疾病

痛经、月经失调、功能性子宫出血、乳腺增生、更年期综合征、妊娠反应、产后无乳、回乳等，中医调理比较有效。

（4）儿科疾病

婴幼儿患病时，无法自己描述病情，中医常采用望、闻、问、切的方法，加上西医检查，可准确诊断病情，并对症下药。儿童消化不良、哮喘、遗尿、厌食等疾病，中医药治疗效果明显。

（5）慢性病和老年疾病

对慢性消化系统疾病、呼吸系统疾病，如慢性肝炎、肾炎、支气管炎、慢性肠炎、胃炎等，中医对老年疾病的防治和治疗有较好的效果。

（6）肿瘤患者在手术和放化疗后

中医治疗肿瘤是从整体上提高人体的综合抗病能力与机体恢复能力入手，减少放疗、化疗的副作用，增强其疗效。各种肿瘤患者在手术和放化疗后，合理地采用中医治疗可促进身体的恢复和延长生存期。

（7）大病初愈

大病后，患者往往会出现乏力、厌食、消化不良、盗汗、低热等体虚证状。此时，采用中医综合调理，往往能使患者较快地恢复。

2.平和体质如何调养

平和体质即我们常说的健康体质，体内的阴阳相对平衡，体形匀称健壮，性格随和开朗。这类体质是养生和治疗想达到最理想状态。用现在的流行语来说就是"身体倍儿棒，吃嘛嘛香"。平和体质的表现主要有：精力充沛，目光炯炯有神，体形匀称健壮；皮肤明润有光泽，头发稠密有光泽，耐受寒热，睡眠良好，胃口佳，二便正常。性格开朗，积极向上，与人为善。一般不容易疲劳。舌淡红，苔薄白，脉象从容和缓。

平和体质的人应该如何调养呢?

（1）精神调养

平和体质的人性格开朗，心理素质比较好。与此同时，平时可多和朋友交流，培养对身心有益的兴趣爱好。与人为善，多帮助别人，不攀比不计较，有助于保持平和的心理状态、建立良好的人际关系。

（2）饮食建议

日常养生应采取中庸之道，七分饱七分素，饮食种类丰富，不偏食。

（3）运动建议

建议每天运动，每次以 30～60 分钟为适宜，贵在坚持。既可进行太极拳（剑）、五禽戏、八段锦、散步等舒缓运动，也可选择跑步、篮球、排球、足球、踢毽子、跳广场舞、健身操等运动量较大的项目。可根据个人体力和爱好量力而行。

（4）药物调养

平和体质是一种相对健康的状态，没有生病的时候不需药物调养。

3. 阴虚体质如何调养

阴虚体质的人多为瘦长型。皮肤偏干燥，不是很有光泽，秋冬季节更加明显，皮肤容易起白屑，严重的手指和足跟会皲裂；眼睛易干涩；口干舌燥，嘴唇偏红易起皮；手心和脚心经常会觉得热；大便易干结难下；小便量不多，偏黄；经常劳累时出现头晕耳鸣，心悸失眠，常易生口疮；舌质偏红少苔，或无苔，脉细数；喜欢冬天、讨厌夏天；性情多急躁易怒，性格多外向好动。

阴虚体质形成原因主要有六点：一是遗传原因，父母有一方或双方是阴虚体质；二是长期压抑情绪，急躁、气恼、发怒等化火而伤阴；三是爱吃辛辣炙烤的食物导致火旺而伤阴；四是，长期熬夜导致阴未养足同时上火伤阴；五是，房劳过度，伤及肾阴。六是，大病后或手术或放化疗后阴液大伤。

阴虚体质易患睡眠障碍，眩晕综合征，心律失常，心功能不全，慢性萎缩性胃炎，慢性肾炎，慢性肝炎，肝硬化，慢性支气管炎，肺气肿，肺心病，高血压，糖尿病，慢性前列腺炎，脑梗死等慢性疾病。

阴虚体质应该如何调养呢？

（1）精神调养

应遵循"恬淡虚无，精神内守"的生活态度。尽量不要急躁发怒，心要静，少熬夜，少参加竞技类的文娱活动，节制房事。

（2）饮食建议

纯阴虚之人可选择滋阴的食物。例如,梨、桑椹、百合、银耳，龟、鳖、鸭肉、猪皮、豆腐、甘蔗、木瓜、菠菜、无花果、西洋参、鲜石斛、燕窝、沙参、麦冬、玉竹等。药膳粥可以食用：沙参麦冬粥、百合玉竹粥、桑椹粥、山药粥等。

（3）运动建议

阴虚之体不适合大汗淋漓的运动，只适合做中小强度的运动，可选择太极拳、太极剑、八段锦等动静结合的传统健身项目，易常静坐静心。纯阴虚质的人也不适宜汗蒸，因为汗属阴液，汗出太过就会伤阴。

4. 湿热体质如何调养

湿热之邪会造成人体很多的疾病，这种体质的人面部多油光或油垢；眼睛易红赤；易出汗，汗或黏或臭；

易生痤疮、粉刺、湿疹，皮肤瘙痒；常会感到口苦、口臭、口干；身体易感困倦，肩背腰腿易胀痛；大便黏滞不畅；小便偏黄，气味较重；男性易阴囊潮湿，女性带下量多、色黄或有气味。舌质偏红，苔黄粘腻，脉滑数。该类体质的人脾气较急躁易怒。对梅雨季节湿热气候较难适应。

湿热体质形成原因：①长期熬夜吸烟。②常食温热之品。③服用过量温补之品。④长期情绪压抑或性情急躁。⑤长期和水接触，洗浴过频。

湿热体质会引起慢性胃炎，胃溃疡，糜烂性胃炎，慢性结肠炎，溃疡性结肠炎，消化道肿瘤，痔疮，脂肪肝，慢性肝炎，慢性胆囊炎，胆囊结石，风湿性关节炎，湿疹，月经失调，闭经，不孕不育，盆腔积液，慢性膀胱炎，慢性前列腺炎及妇科肿瘤及前列腺癌，膀胱癌等疾病。

湿热体质应如何调养呢？

（1）精神调养

节制安神定志，以舒缓情志，保持稳定的心态。

（2）饮食建议

宜食用清利化湿的食品。如西红柿、黄瓜、薏苡仁、茯苓、红小豆、绿豆、苦瓜、芹菜、莲藕、空心菜、白茅根、芦根、鱼腥草、金银花、荷叶、决明子、菊花等。可食用红豆薏仁粥，茅根鲫鱼汤，枳椇子芦根汤等。荷叶 3 ～ 6g，白茅根 15 ～ 30g，余甘子 3 ～ 6g，一人一天的量。少喝酒，少吃姜、蒜、韭菜、狗肉、牛羊肉、鹿肉、糕饼、饴糖、白砂糖、榴莲、纯牛奶等温热黏滞之品。勿服温补之品，如红参、蜂王浆、蜂蜜、桂圆、荔枝、枸杞、红枣等。

（3）运动建议

适合做中等强度或大运动量的锻炼，如中长跑、爬山、各种球类、武术等。纯湿热体质的人可以汗蒸、刮痧、推拿、拔罐。

5. 痰湿体质如何调养

痰湿体质的人形体偏肥胖、大腹便便；满面油光，面色淡黄，眼睑常浮肿；汗多且黏；晨起痰多易咳；胸闷腹胀；大便糖稀或偏黏；经常感到困倦乏力；舌体胖大，舌苔白腻或舌边有齿痕；脉虚滑或濡滑或实滑。性格较温和，善于忍耐，但对梅雨季节及潮湿环境适应能力较差。痰湿体质往往和气虚体质同时出现。

痰湿体质形成原因：①先天遗传。②内因有气虚或气郁或阳虚。③外因有潮湿的生活环境。④喜食肥甘厚腻、生冷寒凉之品。⑤缺少运动。

痰湿质的人容易患慢性支气管炎、哮喘、肺气肿、肺心病、慢性胃炎、慢性结肠炎、冠心病、高血压、动脉硬化、糖尿病、痛风、慢性肾病、脑梗死、心肌梗死、甲状腺结节、甲状腺功能减退、月经失调、闭经、不孕不育、肿瘤等疾病。

痰湿体质应该如何调养呢?

(1)精神调养

痰湿体质者多性格偏温和,稳重恭谦、豁达、善于忍耐。但也有夹气郁质的痰湿体质者。此类体质者偏内向,需要多参加户外活动,以舒畅情志,调畅气机。

(2)饮食建议

饮食要清淡,不能吃寒凉之品,要少吃肥甘厚腻之品,少喝啤酒,不能吃消夜。多食健脾利湿、化痰祛湿的清淡食物。例如,白萝卜、葱、姜、红小豆、薏苡仁、陈皮、山药、山楂、白扁豆、木瓜、肉豆蔻、沙棘、砂仁、茯苓、藿香、白术、党参、黄芪。可食用:山药茯苓炖排骨、陈皮藿香烧鲫鱼、白术党参汤等。

(3)运动建议

应根据自己的具体情况循序渐进,长期坚持锻炼。例如,散步、慢跑、乒乓球、羽毛球、武术和适合自己的各种舞蹈。运动时间应当在9:00～17:00阳气较盛之时,运动环境温暖干燥为宜。运动时的心率不宜超过130次/分,每天坚持40分钟以上。气虚的人尽量不要汗蒸,可以刮痧推拿。

6. 气虚体质如何调养

气虚体质常见于女性，多形体消瘦或偏胖，肌肉松软不实，面色萎黄或黯淡或偏白，平时行动缓慢，少气懒言，容易疲劳；常伴有头晕心悸，神疲乏力，四肢倦怠，动则气急，舌淡苔白，脉虚等症状。气虚体质的人性格内向，不喜冒险；对外界环境适应能力较差，不耐受风、寒、暑、湿邪，极易患感冒及内脏下垂等，病后康复较慢。

气虚体质形成原因：①先天不足。②思虑过度、性格内向。③过多食用难以消化之品或常吃生冷寒凉之品。④大病、术后或化疗、放疗。⑤过劳耗损。⑥外界环境潮湿。⑦房劳过度。

气虚体质的人容易患慢性咽喉炎、慢性支气管炎、肺气肿、肺心病、慢性胃炎、慢性结肠炎、神经衰弱、抑郁症、失眠、冠心病、动脉硬化、糖尿病、慢性肾病、脑梗死、心肌梗死、甲状腺功能减退、乳房结节、月经失调、闭经、不孕不育、慢性淋巴结肿大等疾病。

气虚体质应该如何调养呢？

（1）精神调养

气虚体质人群应培养豁达乐观的生活态度，不可过度内向。避免过度紧张，保持稳定平和的心态。

（2）饮食建议

以健脾益气为主。常吃山药、土豆、大枣、白扁豆、茯苓、薏苡仁、芡实、灵芝、人参、黄芪、蜂蜜等。少吃荤油、海鲜、糯米、油炸烧烤等难消化之品。饮茶宜选红茶、大麦茶，不宜饮绿茶。可食用：山药炖排骨，人参茯苓汤，芡实莲子粥等。

（3）运动建议

气虚体质的人可选用一些比较舒缓的传统健身功法。适合太极拳、太极剑、八段锦等进行锻炼气功的调息方法，改善呼吸功能。运动一定要循序渐进，不可过度。气虚体质的人不适宜汗蒸、刮痧、推拿、拔罐。

7.气郁体质如何调养

气郁体质的人形体偏瘦，面色萎黄无光泽，常感闷闷不乐、情绪低沉，时常有胸闷，善叹气，易失眠，嗳气，乳房胀痛，月经不调等情况。舌淡红或红赤苔薄白或微黄，脉象弦细或虚弦。这种体质的人性格内向，敏感多思多虑，对精神刺激适应能力较差，每遇阴雨天情绪会格外低落。

气郁体质形成的原因：①先天遗传，怀孕期间心情不佳。②七情内伤，思虑过度，郁怒不发，精神长期抑郁不乐，受过较大的精神打击。③有形之邪的阻滞，如，湿邪和瘀血。

气郁体质的人容易患慢性咽喉炎、慢性胃炎、慢性结肠炎、神经衰弱、抑郁症、焦虑症、失眠、甲状腺结节、甲状腺功能减退、甲状腺功能亢进、乳腺腺病、月经失调、闭经、不孕不育、子宫平滑肌瘤、慢性淋巴结肿大、干燥综合征，各类良恶性肿瘤等疾病。

气郁体质的人该如何调养呢？

（1）精神调养

在情志调摄上，培养乐观向上的情绪，常看喜剧，少看或不看悲剧。多听一些轻松、欢快的音乐，做自己喜欢的工作，培养喜欢的兴趣爱好，少独处，及时宣泄不良情绪。

（2）饮食建议

气郁体质的人可以适当多食辛平、辛凉、辛温、理气解郁、调理脾胃功能的食物。例如，佛手、橙子、荞麦、茴香、大蒜、高粱、大麦、豆豉、柑橘、萝卜、洋葱、百合等。可以适当喝一点酒，饮一些花茶，也可以炖佛手当归老鸭、陈皮红花炖排骨、百合佛手炒芹菜等。（薄荷 3～5g，藏红花 2～4 根，陈皮 3～6g）。

（3）运动建议

气郁体质的人应尽量增加户外活动，适度加大运动量。可以跑步、登山、打乒乓球、打羽毛球、扭秧歌、跳广场舞等。体质好的可以汗蒸，夹有虚性体质则不能汗蒸。可以常刮痧、推拿、拔罐。

8.阳虚体质如何调养

阳虚体质的人多形体白胖，面色白或萎黄，口唇色淡，肌肉不健壮，平时怕冷，喜安静，性格多沉静、内向。喜热饮，精神不振，睡眠偏多；毛发易落，易出汗，大便溏薄，小便清长。舌淡胖嫩边有齿痕，舌苔湿润，脉象沉迟而弱。耐春夏不耐秋冬，易感风、寒、湿邪。

阳虚体质形成的原因：①先天遗传。②长期用抗生素、激素类、利尿剂、清热解毒中药等。③习惯性喝凉茶。④喜欢吃冷饮或生食。⑤纵欲过度等。⑥老年阳气逐渐虚衰。⑦长期工作、生活在寒湿的环境里。

阳虚体质的人容易患慢性支气管炎、哮喘、肺心病、心衰、慢性胃炎、慢性结肠炎、肾衰、月经不调、不孕不育、性功能下降、甲状腺功能减退等疾病。

阳虚体质的人该如何调养呢？

（1）精神调养

阳虚体质的人性格多沉静内向，容易情绪低落，喜恐或喜悲。应调节自己的情感和喜怒，防惊恐，去忧悲。要善于自我排遣或与人倾诉，宽宏大量，积极向上。

（2）饮食建议

阳虚体质的人宜适当多吃一些甘温益气的食物。例如，羊肉、牛肉、狗肉、麻雀肉、鹿肉、鸡肉、黄鳝、猪肚、虾、刀豆、核桃、栗子、韭菜、茴香、葱、姜、肉桂、茴香、山药、覆盆子、杜仲、巴戟天、骨碎补、菟丝子、鹿茸等。少吃生冷寒凉的食物。杜仲山药炖排骨、覆盆子炖牛肉、肉桂炖羊肉等都是不错的选择。

（3）运动建议

阳虚体质的人要选择暖和的天气进行户外运动锻炼，不宜在阴冷天或潮湿之处锻炼身体。游泳容易受寒湿之邪，一般不适合阳虚体质的人。同时，阳虚体质的人运动量不能过大，尤其注意不可大量出汗，以防伤阳。

9. 血瘀体质如何调养

血瘀体质的人有的体型比较胖，有的体型比较瘦。肤色、口唇、眼圈颜色晦黯，容易长瘀斑，皮肤较粗糙。触摸身体某些部位感觉刺痛，刺痛感固定不移；或身体某些部位有包块，推之不动。舌质有瘀斑或瘀点，脉细涩。

血瘀体质形成的原因：①先天遗传。②外伤。③由气郁体质、痰湿体质、湿热体质等转化而来。

血瘀体质的人容易患肺气肿、肺心病、神经衰弱、冠心病、高血压、动脉硬化、脑梗死、心肌梗死、慢性肾病、各种良性恶性肿瘤等。

血瘀体质的人该如何调养呢？

（1）精神调养

血瘀体质的人应培养乐观的心态。精神愉悦则气血和畅，营卫流通，有益于血瘀体质的改善。反之，苦闷、忧郁则可加重血瘀。

（2）饮食建议

血瘀体质的人饮食上应多吃一些活血化瘀、行气开郁的食物。例如，黄花菜、黑豆、黑木耳、油菜、桃仁、红糖、丝瓜、玫瑰花、月季花、当归、丹参、鸡血藤、白芍、藏红花等。红酒可少量常饮。丹参香附炖排骨、当归白芍鸭、红花玫瑰花汤都是不错的选择。

（3）运动建议

血瘀体质的人多做有益于心脏血管的活动。血瘀体质的人心血管功能较弱，应采用中小负荷、多次数的锻炼。例如，交谊舞、太极拳、保健按摩、步行健能够促进全身血液循环，振奋阳气。血瘀体质的人不能汗蒸，可以刮痧、拔罐、推拿。

10. 特禀体质如何调养

特禀体质的人容易对药物、食物、气味、花粉过敏。容易患哮喘、咽痒、鼻塞、喷嚏、荨麻疹等疾病。

特禀体质的人该如何调养呢？

（1）精神调养

特禀体质的人大多是由于先天性和遗传因素造成的特殊体质。具体表现为不同程度的内向、敏感、多疑、焦虑、抑郁。这类人群可酌情采取相应的心理保健措施。

（2）饮食建议

特禀体质的人应根据自身的实际情况制定不同的保健食谱。其中，过敏体质者要做好日常的预防和保养工作，避免食用各种致敏食物，减少过敏发作的概率。饮食宜清淡，忌生冷、辛辣、肥甘油腻及各种发物。例如，酒、鱼、虾、蟹、辣椒、肥肉、浓茶、咖啡等，以免引动伏痰宿疾。如果是气虚引起的过敏，可常服玉屏风散。

（3）运动建议

特禀体质的人一般可选择慢跑，快走等中等运动量的运动。但过敏体质要避免春天或季节交替时长时间在野外锻炼，防止过敏性疾病的发作。

11. 体内"湿气"从何来

在日常生活和工作中，很多人会有腰酸背痛、胃肠不适、没力气、舌体肥大、舌苔厚腻等症状。去就诊被告知"体内湿气重"。"湿"是重要的致病原因之一，水液在体内的运行及新陈代谢发生异常时，形成湿邪而导致疾病。

那么湿从何来？湿气可以从外而来，也可以由内而生。外湿大多是因为气候潮湿，或是涉水淋雨，或是贪食冷饮，或是长期居处潮湿等原因造成的。外湿入侵人体，发病是由表入里，浅则伤及人的皮肉筋脉或者流于关节，出现肌体酸痛、头重、身重、关节疼痛等症状；深则可入脏腑，出现胸闷、腹胀、大便不爽等症状。外湿致病可见于胃肠型感冒、风湿病等。内湿的发生与中医脾、肾、肺三脏对体内水液的代谢和输布失常相关。当脏腑功能低下，经脉不畅，则人体内水液聚而成湿，甚至积成水肿，可表现为精神困倦、食欲不振、口粘苔腻、便溏腹泻等。内湿致病可见于慢性胃炎、肠炎、慢性肾病，妇科疾病等。所以，湿气致病并非无形无象，而是可以被感知，甚至是可见的。例如，湿邪重时面目和四肢会有不同程度的水肿。人的生活环境和吃五谷杂粮，不可避免地要面对水湿代谢的问题。

如何判断是否患有"湿邪"呢？一是看两"口"。即消化道的进出口。关注口腔的舌苔和经肛门排泄的大便。如果舌苔白厚，滑而湿润，则提示体内有寒湿；如果舌苔粗糙、发黄发腻，则提示体内有湿热。如经常大便不成形或大便不易被冲掉且遗留在马桶上，均提示体内有湿。二是观颜查四肢。如果面色萎黄，四肢沉重，头重如裹，皮肤瘙痒，脸部油光，时不时有痘痘冒出，也提示体内有湿。

12. 湿气重了怎么办

中医认为，湿邪为六淫（风、寒、暑、湿、燥、火六种病邪）之一。有句老话"千寒易除，一湿难去"，讲的就是这个意思。"湿"性黏浊，如油入面。外湿多是气候潮湿、涉水淋雨、居处潮湿所致。长夏湿气最盛，故多湿病。内湿是疾病病理变化的产物，由于脾肾阳虚，运化水液功能障碍引起体内水湿停滞之证。

湿气重了怎么办呢？中医祛湿主要方法为：健脾渗湿，行气化湿，兼顾补虚和祛外邪。根据湿在上焦宜化、中焦宜燥、下焦宜利的原则，推荐几种祛湿的中成药和一些祛湿茶、粥。

平胃散。其功效为：燥湿运脾，行气和胃。用于湿滞脾胃证，脘腹胀满，不思饮食，口淡无味，恶心呕吐，嗳气吞酸，肢体沉重，怠惰嗜卧。4～6g，姜枣煎汤送下。

木香顺气丸。其功效为：行气化湿，健脾和胃。湿浊中阻、脾胃不和所致的胸膈痞闷、脘腹胀痛、呕吐恶心、嗳气纳呆。口服每次6～9g，每日2～3次。

香连丸。其功效为：清热化湿，行气止痛。用于大肠湿热所致的里急后重、发热腹痛或肠炎、细菌性痢疾见上述证候者。口服每次3～6g，每日2～3次，小儿酌减。

清热祛湿颗粒。其功效为：清热祛湿，益气生津。

用于暑湿病邪引起的四肢疲倦、食欲不振、身热口干。口服每次 10g，每日 2～3 次。

藿香正气丸。其功效为：解表化湿，理气和中。用于暑湿感冒、头痛身重胸闷、恶寒发热、脘腹胀痛、呕吐泄泻。每次口服 8 丸，每日 3 次。

陈皮茯苓茶。做法：茯苓 5g，陈皮 2g。茯苓、陈皮洗净，冲入热水，5 分钟即可饮用。功效：健脾利湿、化痰减肥、健脾燥湿、化痰祛脂。

枸杞薏苡仁茶。做法：薏苡仁 300g，枸杞 1 把，红枣 2～3 颗，冰糖适量。小火翻炒烘焙薏苡仁，与红枣枸杞热水浸泡 5～10 分钟即可饮用。功效：养肝明目，利水祛湿。

薏苡仁红豆粥。做法：薏苡仁和红豆洗干净后放在锅里面加水熬。薏苡仁治湿痹、利肠胃、消水肿、健脾益胃，久服轻身益气。功效：利水消肿，健脾和胃。

（二）时令养生学一学

1. 春季饮食养生

春季生机蓬勃，是人体新陈代谢最活跃的时期。如果将全年的养生保健比作盖房子，那么春季养生就相当于打地基。中医认为，肝与春季相对应，春季为肝木当令之时。肝的生理特性就像春天的树木那样，主人体一身阳气的升发。

春季饮食重在养肝补脾，饮食调养原则为：少酸增甘保脾胃，饮食清淡消春火，辛甘之品助春阳，黄绿蔬菜防春困。

少酸增甘保脾胃。唐代著名医学家孙思邈在《备急千金要方》有云："省酸增甘，以养脾气"。意思是说，春天要少吃酸味的食物，多吃甘味食物，以补益人体的脾胃之气。中医认为，春季很容易发生肝气过旺的情况，对脾胃产生不良影响，妨碍食物正常消化吸收。酸味入肝，酸性收敛，多吃不利于春天阳气的生发和肝气的疏泄，还会使本来就偏旺的肝气更旺，对脾胃造成更大伤害。甘味入脾，最宜补益脾气，脾健则升降有序，又有助于肝气的生发。中医所说的"甘味食物"不仅指食物的口感有点甜，更重要的是有补益脾胃的作用，首推大枣和山药。甘味食物还有蜂蜜、糯米、面粉、莲子、南瓜、芋头、红薯、土豆等，而黄豆、绿豆、薏苡仁、冬瓜、丝瓜、茄子、白菜、黄瓜则属于甘凉类，根据身体的实际情况，都可以食用。

饮食清淡消春火。春季多风干燥，容易上火，经常会出现舌苔发黄的情况。很多人常被咽喉疼痛、口臭、便秘等"上火"的症状困扰，这时可以适当多吃点养阴润燥的食物。例如，蜂蜜、梨、香蕉、百合、冰糖、甘蔗、白萝卜等。有明显"上火"症状的人可吃些"败火"的食物。例如，绿豆汤，金银花茶、菊花茶、莲子心泡水等。

辛甘之品助春阳。《备急千金要方》有句话叫："二三月易食韭"。葱、生姜、韭菜、蒜苗等都是有辛味的食物，也都是养春气的食物。食用这些东西，对人体春季阳气生发有好处。葱、姜、蒜，又叫食物中的"速效感冒片"，能有效预防感冒，也能起到提高免疫力的作用。

黄绿蔬菜防春困。"春困"使人身体疲乏，精神不振，应多吃红黄色和深绿色的蔬菜。例如，胡萝卜、南瓜、番茄、青椒、芹菜等，对恢复精力、清醒头脑很有裨益。

2. 春季为何经常会头痛

春风一吹，有些人的头就会有单侧一跳一跳的疼痛出现，经过局部按摩、喝热水可逐渐缓解。难道头痛和季节有关？

中医认为，春季的主气是"风"。风具有轻扬开泄，善动不居的特性。风虽为春季的主气，但一年四季都有。风邪，是指其致病具有风邪特性的外邪。由于风具有升发、向上、向外的特性，容易使肌肤腠理疏泄，症见汗出、恶风等。风邪轻扬，喜侵犯人体的头面部和肌表，导致头痛和皮肤瘙痒；同时风邪致病常兼有变化不定，居无定所的特征。例如，关节疼痛呈游走性，痛无定处的"行痹"；又如风疹块，疹无定处，此起彼伏。风邪是外邪致病的首要因素，常被寒、湿、燥、火等邪气所依附。故有风有"喜犯上""百病之始""百病之长"的说法。

阳春二月好时光，冷暖空气交替频频，阳气生发，肝阳旺盛，人体脏腑功能也进入"万物苏醒"状态。腠理疏泄失常，受风邪侵犯而进入人体，就容易发生偏头痛、血压波动、眩晕等。

《黄帝内经》里讲："肝为将军之官，谋虑出焉"。意指肝在人体像大将军一样，它要是受了委屈肯定是要发起攻击的。所以保持心情舒畅，是为肝气疏泄条达创造有利的条件。除此之外可以多运动，多亲近大自然。这样可以有效地排解肝经中的郁气。饮食上提倡少酸多甘，可以多吃一些淡渗利湿、辛温开散的食物，不吃辛辣刺激和过热的食物。多吃当季的绿色蔬菜，可以养肝气和脾气。生活规律，按时就寝是养肝不变的法则。中医认为"卧则血归于肝"，足够的睡眠可以养肝血，润肝脏。因此，切忌晚上长期熬夜或不睡觉。同时配合简单的穴位按摩。例如，按足三里、太冲穴、太溪穴等穴位，有助于舒肝运脾，缓解肌肉痉挛，减轻偏头痛。

3. 清明时节如何养生

立春之后肝气越来越旺盛，尤其是到清明时节，达到鼎盛。这时由于木克土，肝气很容易抑制脾胃的功能，使情绪失调导致食物难以消化吸收，从而引发各种疾病。这段时间是高血压病和呼吸系统疾病的高发期，所以应顺应此时节气进行调养。

以前，清明节和寒食节紧挨在一起。现在，很多的地方还保留着清明节当天禁火、吃青团的习俗。青团由艾草和糯米制作而成，糯米虽滋养，但黏腻不易消化；艾叶辛温，益肝脾肾，二者和在一起食用，能缓解糯米过量导致的积食。这也是老祖先将阴阳平衡体现在饮食中的智慧。清明前后，韭菜、荠菜、菠菜等时令蔬菜可助"阳气"升发，多吃此类食物能起到增进食欲的作用。

说到清明，离不开"踏青"。约上三五好友和家人一起出去转转，可以活动筋骨、放松心情，使身心更加愉悦。

4. 夏季如何养生

夏季气候炎热，是万物蓬勃生长的季节，也是人体阳气最盛、新陈代谢最快的时期。夏季属火，有时酷暑难耐，人们经常会用错误的方法来解暑。例如：①大量吃冷饮。②穿着过少。③洗冷水澡。④吹空调。夏季受寒最易伤及人体阳气，整个人会有倦怠无力、新陈代谢缓慢、有汗排不出的现象。此外，还有一些病症不会立即发作，但会潜伏在体内，给秋冬季留下病根。例如，秋冬时身体畏寒、四肢冰冷、腹泻胃疼等。夏天人体阳气外发，伏阴在内，根据中医"顺应自然"的养生原则，此时应该顺应夏季阳盛于外的特点，该热就得热，该出汗就得出汗，才能保护好阳气。

那夏季如何来养生呢？

《黄帝内经》云："夏三月，夜卧早起。"这是因为夏季日照时间比其他季节长，阳气旺盛时，适当晚睡早起可顺势而为养阳气。现代社会空调大量存在于日常生活中，很多人讨厌出汗所以喜欢将空调温度开得很低并长时间待在空调房内。实际上夏天的本质就是"开放"，将阳气露于身体外部，而体内的阳气相对弱些。所以遵循夏季的自然规律，适当出汗和注意保暖非常有必要。尤其是不宜夜晚露宿贪凉，避免风寒湿邪侵袭。民间有"冬吃萝卜，夏吃姜"的说法，正是因为生姜有散寒祛暑、开胃止泻的功效，能保护不受湿寒之邪。

夏季多闷热，人容易感到倦怠，适量的运动以振奋阳气，提升精神。清晨或傍晚比较凉快时，可选择一些柔和的运动。例如：散步、慢跑、打太极拳等。避免过量出汗，而伤血、伤阴。运动后适当用淡盐开水补液，切记不可饮用冰水，更不能立即用冷水洗头、淋浴，否则容易生病。

夏季宜食苦瓜、莲子等补心气、固肺气的食物。在夏季，人的消化功能较弱，因此饮食宜清淡不宜肥甘厚味，瓜类水果立秋后就尽量不要再食用了，以免损伤脾胃。夏季还是肠道传染病的高发季节，这与夏季气温适宜细菌繁殖、天热人们喜欢吃生冷食品引起肠胃功能紊乱有关。控制肠道疾病的关键是早发现、早治疗。搞好环境卫生、饮食卫生和个人卫生，加强对饮食、水源管理，不吃生冷蔬菜，不吃不洁瓜果，不吃腐败变质的食物，养成饭前便后洗手的习惯。

夏季属火，是养心的季节。嵇康所著的《养生论》认为：炎炎夏季"更宜调息静心"，即"心静自然凉"。"夏气与心气相通"，人们要格外重视精神调养，加强对心脏的保养，尤其是老年人不可有过激的行为，应该保持愉快的心情，安闲自乐，切忌暴喜伤心，保持神清气和、心情愉快的状态。

5. 冬病夏治是怎么一回事

这几年，在中老年人群里非常流行贴三伏贴。三伏贴是冬病夏治的重要疗法之一。对于冬季容易发生或者加重的一些慢性呼吸道、消化系统、风湿免疫性疾病都有较好的疗效。三伏贴通过温阳祛寒、扶正祛邪、活血通络等法，提升人体抵抗力，预防和减少冬季发病的概率。

三伏贴一般采用穴位敷贴的方法，根据具体的病证选用不同的穴位，分别于每一伏的第一天各敷一次。病史较长或病情较为顽固的患者可适当增加贴敷次数，贴敷时间因人而异，一般以皮肤微热为宜。贴敷后应避免吹空调和食用冷饮，避免过量运动、出汗等。取下敷贴后皮肤微红发热、有色素沉着、轻微瘙痒等为正常反应。如果有明显红肿水疱、破溃等情况需及时就诊。另外三伏贴为中药制剂，就诊时尽量穿深色的旧衣服，以免不容易清洗。

6. 芒种节气养生

芒种是夏季的第三个节气。从芒种开始，天气炎热，雷雨天增多，天气异常湿热。这段时间因为出汗比较多，人非常容易感到困乏，除了顺应自然规律要晚睡早起外，有条件的尽量要睡子午觉。中医认为睡眠与醒寤是阴阳盛衰交替的表现。《黄帝内经》曰："阳气尽则卧，阴气尽则寤。"子时阴气最盛，阳气弱；午时阳气最盛，阴气弱，子时和午时都是阴阳交替之时，也是人体经气"合阴""合阳"之时。子时睡觉最能养阴，睡眠效果也最好；午时睡觉有利于人体养阳，能补充下午的精神和能量。因此，晚上睡觉时间再晚也不应超过23:00，11:00～13:00应"小憩"一会儿，以30分钟为宜。

芒种气候炎热，人体消耗大，出汗多，要注意补充水分，多喝水。饮水也有讲究，不宜大汗过后一次性饮用大量的白开水或饮料。可采取少量多次频饮的方法，以饮温开水为佳。如果出汗过多，可适当饮用淡盐水以补充缺失的盐分。夏天饮水尤其不建议饮用冰冻的饮料或矿泉水等，夏天人体阳气浮越于体表，体内脏腑处于相对虚寒状态，此时饮用生冷冰冻之品容易损伤脾胃，尤其是老年人及儿童，这也是为什么夏季容易出现腹泻的原因之一。

"夏三月，使志无怒，使气得泄，若所爱在外，此夏气之应，养长之道也，逆之则伤心。"芒种时要尽量使自己的精神保持轻松、愉快，避免恼怒忧郁，这样才会使机体气机宣畅，不容易生病。

7. 什么叫疰夏

疰夏又叫"苦夏"。俗谚所说"夏天不热，五谷不结"。热，是夏的主气，故疰夏的发病，以芒种、夏至、小暑为高峰期，立秋后症状会渐渐见退。疰夏又是一种具有明显地域性特点的疾患，多见于潮湿多雨的江南水乡。

疰夏的发病病机多属气不足而暑热湿盛。所以，诊断此类病症应从清暑泄热、化湿宽中入手，年老体弱者则益其气阴。

常用效方有二：

一为部分初患疰夏的患者，其体质尚实，症见食入呆钝、胸闷腹胀、头重身困等。可用正气片或藿香正气软胶囊化湿宽中。

藿香 9g，桔梗 3g，大腹皮 9g，白芷 9g，苏叶 9g，茯苓 12g，半夏 9g，川朴 6g，陈皮 6g，白术 9g，甘草 3g，水煎两汁，分两次服。

二为体质较弱或老年病程日久、精神不支、嗜睡等气阴不足、湿热内困的患者，服清暑益气汤颇有佳效。常年复发的患者，于立夏前连服本方七剂，每能起到预防作用。

党参 9g，五味子 6g，麦门冬 9g，当归 9g，青皮、陈皮各 4.5g，黄柏 6g，神曲 9g，甘草 3g，水煎二汁，分两次服。

8. 梅雨季节如何调养身体

在我国长江中下游地区，每年 6、7 月份都会出现持续的阴天有雨的天气，由于正是江南梅子的成熟期，故称其为"梅雨"，此段时间也便被称作"梅雨季节"。梅雨季时空气湿度大、气温高、衣物等容易发霉，所以也有人把梅雨称为同音的"霉雨"。

梅雨病是由于气温升高，闷热、潮湿，肠道致病菌、霉菌生长繁殖加快而滋生的一种特有的疾病。主要表现包括：气压低引发心脑血管病；抑郁、焦躁、易怒；频发螨虫导致过敏；穿凉拖沾雨水染上脚气；妇科疾病高发；关节疼痛；冷热变化小儿感冒多发；暑湿夜受凉肠胃不适等。

那么，梅雨季节我们怎样来进行身体调护呢？

点揉承山穴、三阴交、阴陵泉都有祛湿的作用。平时点按足三里穴，可健脾胃，有助于运化体内水湿；内湿过重的人，还可以用艾条灸肚脐处的神阙穴。

饮食上可选择薏苡仁赤豆粥，先将薏苡仁和赤小豆先泡几个小时，然后放在锅里一次性加够足量的水，水烧开后马上熄火，让薏苡仁和赤小豆在锅里闷半个小时；再开火，水烧开后再闷半小时，薏苡仁赤小豆粥就煮成了。家里有高压锅的，可将薏苡仁和赤小豆清洗干净后放到高压锅里直接压煮。《神农本草经》记载：薏苡仁可以治湿痹，利肠胃，消水肿，健脾益胃，久服轻身益气。赤小豆，色红，补心养血，古医籍记载其"久服令人瘦"，意思是说，因为赤小豆有利水消肿、健脾胃的功效，所以常吃赤小豆还可以减肥。

茯苓粥、冬瓜粥也有健脾利尿祛湿的功效，最佳食用时间是中午和晚上。

中药制成的炷香也有祛湿的功效。焚香可以驱虫除霉，净化空气，且能抑制细菌和各类小虫的繁殖和生长。不过，对香过敏的人使用时应尽量慎重。

运动出汗是很好的祛湿方法。夏季每天坚持适量的运动，可以舒筋活络加速湿气排出体外，对身体非常有益。

9. 出汗多的人夏季如何调养

夏三月是指从立夏到立秋前的这段时间。包括：立夏、小满、芒种、夏至、小暑、大暑六个节气。中医有"汗血同源""津血同源"之说。《医宗金鉴》里讲："心之所藏，在内者为血，发于外者为汗，汗者心之液也。"故出汗过多，不仅容易耗津伤血，也会伤及阳气，导致气血两伤、心失所养，出现心慌、气短、失眠、神疲乏力、烦渴、尿少等症状。

"夏气与心气相通"，对于出汗多的人，立夏以后养生应避免大汗淋漓，以免伤及体内阳气，保护心气尤为重要。

那么，出汗多的人在夏季如何调养呢？

立夏之后最凉爽的时间段要数清晨了，大家不妨清早在住所附近的树荫花间处散散步，即使是在自己家的阳台上散步也能起到颐养心神的效果。对于夏季依然坚持锻炼身体的人，选择瑜伽、太极拳等轻缓一点的运动。

既可以锻炼身体，又能养心。

夏季昼长夜短，人们顺应自然，白天天气炎热，体力消耗较大。午睡格外重要，这也符合中医"天人相应"理论，子时和午时是天地气机的转换点，人体也要注重这种天地之气的转换点，做到子时大睡，午时小憩。夏季心经当令，而午睡最为受益的，无疑是心。

夏季出汗多，胃液分泌减少，消化功能减弱，所以要增强脾胃的功能。细粮与粗粮要适当配搭着吃。夏季以二稀一干为宜，早上吃面食、喝豆浆，中餐吃米饭，晚上喝粥。肉与蔬菜合理搭配，应以青菜、瓜类、豆类等蔬菜为主，以鸭肉及鱼虾类为辅。

可以在家自制荷叶莲藕粥：鲜荷叶1张，鲜莲藕1节，粳米50g，白糖适量。先将荷叶洗净切碎，放入锅内加水煎汤，滤取汁500mL左右，再将莲藕洗净切成小粒，与洗净的粳米一起加入汁中煮成稀粥，加白糖调味后食用。此粥清热解暑，和胃，适用于夏季出汗多、食欲不振者食用。

10. 夏日如何预防凉席病

凉席如果存放不妥善，容易滋生用肉眼难以发现的螨虫。螨虫的排泄物及螨虫的尸体是一种很强的致敏源，一些过敏体质的人接触后会出现过敏性皮疹，甚至诱发过敏性哮喘。

凉席病的主要表现是在背部、腿部、腰部等接触凉席的皮肤处多发红肿、刺痒，并起小红疙瘩。有些患者抓痒后小红疙瘩会溃破、感染化脓或淋巴结肿大等。

预防凉席病并不难。首先，要避免选择草制的凉席。草本身就容易生虫，可以尽量选择藤制凉席和竹制凉席。其次，保持凉席的清洁卫生。使用凉席前和使用凉席的过程中要经常用开水进烫洗，并放到阳光下进行暴晒。最后，一旦发现得了凉席病，一定要对症下药，严重者及时就医。需要额外注意的是，一般脾胃虚寒的人，不建议使用凉席，容易导致腹痛、腹泻。

11. 秋季养阴润燥，如何做到饮食上的"润"

秋季是自然界寒热更迭的季节。受此影响，人体也处于阳消阴长的过渡时期。阳气渐收，阴气生长，故保养体内阴气应成为首要任务。而养阴的关键在于防燥，防止秋燥应顺应秋季的自然特性来养生。饮食应以滋阴润肺，防燥护阴为基本原则。

中医认为，秋天是最适宜养肺的季节。秋天属金，而人体的五脏之中肺也属金。金主收敛肃降，与秋天自然界阳气运行的规律相同，因而秋季通肺。要让身体与秋天的气候相适应，使肺气不受秋燥的损害，就要调理养肺，适应秋天干燥的气候。西医研究表明，秋燥症状与人体在秋季分泌消化液不足有很大关系。肺与白色相关，可以适当食用润燥生津的白色食物。例如，百合、雪梨、山药、白花菜、白菜、白萝卜、莲藕、莲子、冬瓜、白蘑菇、白芸豆、豆腐、银耳等。无论是炖、煮，还是和五谷一起煲粥都可以起到滋润的作用。

我们如何做到饮食上的"润"呢？

首先是饮。古人秋季注重"朝朝盐水，晚晚蜜汤"，也就是早起一杯淡盐水，以补充水分和盐分，而晚上一杯蜂蜜水，养阴润肺、润肠通便。秋季每天喝6～8杯水为宜，能有效地避免因缺水引起皮肤干燥。每日中、晚餐搭配一些滋阴润肺汤，一方面可以滋阴防燥，另一方面还可以进补营养、强身健体。秋季常喝的汤有：百合冬瓜汤、猪皮番茄汤、山楂排骨汤、鲤鱼山楂汤、赤豆鲫鱼汤、枸杞豆腐汤、平菇豆腐汤、冬菇紫菜汤等。

其次是食。干燥的秋季"润"建议早晨多喝些粥，既可健脾养胃，又可带来一天的清爽。俗话说："秋粥宜人"，秋天常喝的粥羹有：银耳百合莲子羹、雪梨银耳百合羹。银耳百合莲子羹具有滋阴润燥、补肺养心，健脾生津的作用；雪梨银耳百合羹有滋阴润肺，防癌抗癌的作用，能滋阴健脾，养心安神。

唐代孙思邈提出：秋天饮食应"少辛增酸"。秋季是肺当令的时间，所以人体的肺气处于旺盛的状态。肺在五行中属于金，肝属木。金克木，所以肺气太旺容易克制肝气，对肝功能造成伤害，酸有收敛的作用，能让肺气不至于太旺盛。而且酸通肝气，可以有补肝、养肝。所以秋季应当增酸来制约肺气，补养肝气。此外辛味通肺，可以令肺气更加旺盛。因此秋季如果过食辛味的食物，容易造成肺气太盛，出现上火、干燥、便秘等症状。同时秋天多燥，需要固护津液，中医里有"酸甘化阴"的理论，故酸多能润燥生津；而辛味多能行能散，会消耗人体的体液。所以秋季吃酸既能敛肺护肝，又能滋阴润燥。

秋季可以多吃莲藕。民间早有"荷莲一身宝，秋藕最补人"的说法。秋令时节，正是鲜藕应市之时。此时天气干燥，吃些藕，能起到养阴清热、润燥止渴、清心安神的作用。同时，莲藕性温，有收缩血管的作用，多吃可以补肺养血。鲜藕除了含有大量的碳水化合物外，蛋白质和各种维生素及矿物质的含量也很丰富，还含有丰富的膳食纤维，对治疗便秘，十分有效。

12. 冬季如何养生

冬季是匿藏精气的时节，冬令进补以立冬后至立春前这段期间最为适宜。冬季气候寒冷，寒气凝滞收引，易导致人体气机、血运不畅，而使许多旧病复发或加重。特别是那些严重威胁生命的疾病，如中风、脑梗死、心肌梗死等，不仅发病率明显增高，而且死亡率亦急剧上升。

那么，冬季如何养生呢？

（1）饮食养生，培本固元

中医认为：冬季天寒，寒邪易伤肾阳，而肾是人的根本所在，滋五脏的阴气，发五脏的阳气。所以冬季宜食温性食物，以达到补肾温阳、培本固元、强身健体的作用。适宜多摄取含蛋氨酸多的食物。例如，芝麻、葵花子、酵母、乳制品、叶类蔬菜。多吃蔬菜、水果，以补充体内维生素和矿物质，中和体内多余的酸性代谢物，起到清火解毒润肺之效。多吃豆类等高蛋白植物性食物，少吃油腻辛辣食物，烧烤不宜多吃。冬季多吃白萝卜，可止咳化痰，清热解毒，刺激肠胃蠕动，并促进新陈代谢和体内毒素的排出。冬季适宜吃羊肉，具有补肾壮阳、温补气血、开胃健脾的功效，既能抵御风寒，又可滋补身体。莲藕冷热食用皆宜。生藕性寒，适合爱长痘痘的女性。莲藕煮熟后有养胃滋阴，健脾益气养血的功效，适合因脾胃虚弱、气血不足而表现为肌肤干燥、面色无华的人。

（2）起居有节，注重暖脚

唐代孙思邈曾经说过："冬月不宜清早出、夜深归，冒犯寒威"，应该"早睡以养阳气，迟起以固阴精"。所以，冬季养生要保证充足的睡眠，有益于阳气潜藏、阴津蓄积。立冬后的起居调养切记"养藏"。此外，冬季"健脚"即"健身"，每天坚持用温热水洗脚，按摩和刺激双脚穴位、坚持搓揉脚心，能促进血液循环，有利于冬季血脉畅通、养身健体。

（3）冬令进补，膏方最佳

俗话说："冬季膏方巧进补，来年开春能打虎。"冬至左右将迎来一年中进补的最佳季节。进补以膏方为佳。膏方属于中医里八种剂型之一，一般由中药、细料、胶类、糖和辅料组成，具有很好的滋补作用。冬令进补时应注意，由有经验的医生通过对服用者详细询问，综合既往病史和身体现状，辨证确立选材思路，然后再根据不同药材的药性、气味等合理配伍加减，才能有针对性地开出高质量的膏方。膏方具有浓度高、体积小、易保存、服用方便等优点。适用于慢性病患者、亚健康患者。

13. 冬天适合汗蒸吗

汗蒸是通过高温使人体毛孔扩张，以促进血液循环，使积聚在体内的毒素排出体外，能够减轻关节炎、肠胃病、慢性支气管炎等症状。最早是用于驱风、祛寒、暖体活血治病，如今逐渐被吹捧成具有"温肤靓颜，祛湿强骨"的休闲项目。

冬天适合汗蒸吗？《素问·阴阳别论》有云："阳加于阴谓之汗。"《温病条辨》亦说："汗也者，合阳气阴精蒸化而出者也。"汗液，是人体津液经过阳气的蒸化从汗孔排出的津液。中医认为，津液和血都来自于体内水谷精微的转化，能够在血脉内外相互渗透、互相补充，这就是所谓的"津血同源"。同时中医学认为，心有主一身血脉之功能。因此，就有了"心—血—津液—汗"的关系链。经典医书《医宗金鉴》将其归纳为："心之所藏，在内者为血，发于外者为汗，汗者心之液也。"汗液的排泄还依赖卫气对腠理的开阖作用：腠理开，则汗出；腠理闭，则无汗。气旺汗液才能排泄通畅。

心为阳脏，喜温恶冷。春夏季节，人体的阳气浮越在外，方便热量外散，适度地出汗是养阳的重要方法。秋冬季节心脏适合"养收"。这和我们看见冬季树叶掉落是为了抵御秋冬干燥寒冷气候，保留树干的水分是同一个道理。夏天出汗多，皮肤湿润；冬天皮肤干燥，几乎不太出汗。运动时出汗，使人心情舒畅，体能得到了锻炼。但在病态时，如心衰，往往会动则气喘，稍动多汗；休克时大汗淋漓，这些都和心的阳气暴脱，气摄功能明显失调相关。因此，不合时宜地汗出，除损伤心脏阳气外，也消耗气血。汗蒸温度高，会让人大量出汗，故建议夏季汗蒸的频率每周 1 次即可，每次控制在 20 分钟左右。老年人或有心血管疾病的患者更要控制汗蒸的频率和单次的时间，以防意外。冬季不提倡汗蒸，以顺应"秋冬养阴"的原则。如汗蒸后更怕冷、腿疼、易疲劳，可能提醒你发汗太过，尤其不适合汗蒸。此时需温阳养血，益气固表，通经活络。

（三）未病先防道理大

《黄帝内经》里有一句流传千年的古训："上工治未病，不治已病，此之谓也。"意思是说，高明的大夫是在没有生大病前就先预防疾病的发生，可见千年以前古人就有了"治未病"的理念。

1. 如何做到"未病先防"

中医根据"治未病""整体观念""辨证论治"的核心理论，结合现代健康管理学方法，通过信息采集、分析、评估，运用饮食起居管理、情志调理、运动疗法、中草药治疗及针灸、推拿等多种措施，使亚健康人群、患病人群得以平衡阴阳气血，增强人体抗病能力。从而少生病、不生病，即使得病也能尽快痊愈，减少痊愈后疾病复发的概率。

中医的健康管理主要包括：法于自然之道，调节精神情志，保持阴平阳秘。

（1）法于自然之道

顾名思义，法于自然之道就是说要顺应自然界的环境变化，对于四时不正之气要及时回避，起居要顺应季节的更替：春三月，应晚睡早起，在庭院里散步，舒缓身体，使精神随春季生发之气而感到舒畅；夏三月，应晚睡早起，白天应适当出汗，使腠理宣达，阳气可以疏泄于外；秋三月，应早睡早起，保持意志安定，使精神内守，不急不躁；冬三月，应早睡晚起，等到太阳出来再起床，避开寒凉保持温暖，不能让毛孔过度开张出汗而频繁耗伤阳气。中医讲究冬季是封藏的季节，需要保养阳气，注重穿衣御寒。尤其是脾胃虚寒的女性，冬季更容易肚子疼、拉肚子，最好、最省事的办法就是多穿点儿，尤其是把腰腹部包裹得严实些。

（2）调节精神情志

中医养身要求我们保持心志闲舒，心定安宁。调整自己的爱好以适合社会变化，不随意生气，不使思想有过重的负担，以清净愉悦为本务，以悠然自得为目的。春天使情志随生发之气而舒畅，夏天保持心中没有郁怒，秋天保持意志安定不急不躁，冬天保持意志如伏似藏。

保证真气深藏而顺从，精神持守而不外散，才是养身和长寿的基础。

（3）保持阴平阳秘

《黄帝内经》中提到的"阴平阳秘，精神乃治，阴阳离绝，精气乃绝"，阐明阴平阳秘对生命活动有着极其重要的意义。高明的健康管理目的就是调和阴阳。阳气固密于外，阴气才能内守；阴气和平，阳气周密，精神就会旺盛；如果阴阳离绝而不相交，那么精气也就随之耗竭；精气耗散，那么人也将面临死亡。

现代社会人群生活节奏快、工作压力大、饮食不节，许多人都处于亚健康状态。大部分人都会有失眠、乏力、头晕、肥胖等多种自觉症状，我们可以通过食疗药膳、经络穴位、茶饮药浴、运动锻炼等生活各环节进行养生保健。

2. 葛洪养生观如何古为今用

葛洪是杭州人熟知的晋代著名的道学家，也是一名悬壶济世的医学家。他在《抱朴子·极言》中提及"唾不及远，行不疾步，耳不疾听，目不久视，坐不至久，卧不及疲，先寒而衣，先热而解，不欲极饥而食，食不过饱，不欲极渴而饮，饮不过多。"又有"五味人口，不欲偏多，故酸多伤脾，苦多伤肺，辛多伤肝，咸多伤心，甘多伤肾，此五行自然之理也。"

葛洪从生活起居、饮食习惯、运动睡眠、劳作休息、季节气候、五味与五官等方面系统地总结了道家的养生经验。

中医认为，肺脾肾分别为人体的后天和先天之本，先天之本只有不断得到饮食精微和清气的蒸熏，才能维持机体的正常运化。

肺开窍于鼻，主皮毛；脾开窍于口，主四肢；肾开窍于耳，主骨；肝开窍于眼，主筋；心开窍于舌，主血脉。心是主帅，推动气血在全身运行。肾里的所藏阴液转化为唾液，营养滋润口腔，帮助机体搅拌、消化食物，清洁口腔，维持口腔环境平衡。其量过多过少，都和肾精是否充足相关。同时唾液的运化也需气的运行。过度的吐口水会耗损肾精，损伤气血。脾气充足，四肢的活力就会变强，人的功能就能得以发挥。但过度的久坐、久睡不动或运动，都会使脾气的运行不畅或透支，所以倡导适度的运动。随着季节的变化，及时增减衣服，规律饮食喝水，切忌暴饮暴食。暴饮暴食导致气滞血淤，积痞、成痰，进而聚水。生活应遵循自然规律，饮食中五味需节制，才能保证机体正常运行。

3. 染发后如何减少身体伤害

爱美之心人皆有之。走在大街上，爱美人士顶着各色各式的靓丽发型，给城市增添了不少风景。与此同时，染发剂的滥用，也给人们带来了很多烦恼和健康隐患。

想避免染发后发生的过敏、脱发等问题，除了选一款质量好的染发剂外，健康染发关键在于以下三个步骤：首先，染发之前的皮试不可少。其次，切忌又染又烫，最伤发质。最后，染后还需精心护理。

中医食疗可以保护发质。平时可多熬制枸杞芝麻粥。用枸杞子 9 ～ 15g，黑芝麻 30g，加 60g 粳米煮粥。此方能够补肾精益肝血，对染发、烫发引起的发质损害，也有很好的补救作用。

在饮食上，我们也可以多吃黑色食物进行调理。例如，黑芝麻、黑豆、黑木耳、海带、紫菜等。多吃含铁的食物。例如，芝麻、茄子、蛋类等。多吃含铜的食物。例如，动物肝脏、腰花、坚果、豆干等。多吃含酪氨酸丰富的食物。例如，鸡肉、牛肉、兔肉、鱼类等。多吃维生素含量多的食物。例如，胡萝卜、菠菜、小油菜、芹菜等。

4. 为什么避大风能保健康

中医认为，风是百病之长，所以老人们常常告诉孩子，遇到古怪的"大风"要掩面躲避，是为了避免风邪引发各类疾病。风易伤肺，外风侵袭机表，肺主皮毛，故而肺先受之。小孩抵抗力较低，加上风易夹寒热形成风寒、风热，娇嫩的肺叶不耐寒热。因此在忽冷忽热、大风骤起的天气要注意防寒避风，预防感冒。

避开风邪主要指避开 3 种风：

（1）防虚邪贼风

虚邪贼风指的是人体体质虚弱、抵抗力差了以后又被各种风吹，非常容易得病。有两种情况非常常见：一是人刚运动后出汗，皮肤腠理疏松，毛孔扩大。这时吹风或者吹电扇、空调，风邪极易侵入体内，导致风寒着凉。二是睡觉时对着门窗、风扇、空调。夜间皮肤毛孔松弛，抵抗外界能力下降，更容易让贼风入侵。

（2）防穿堂风

穿堂风也被称为"过堂风"。是指流动于建筑物之间，几股风汇合，风力大，风速快，极易伤人。穿堂风在门窗相对的房间、建筑物之间和走廊出现得比较多。穿堂风风速快而猛烈，最易使人致病。因此不宜在穿堂风经过的地方久留，更不能贪凉在此处睡觉打盹。

（3）防内风

中医上的"内风"系指体内代谢失衡而自生的"风"，有"肝风内动""血燥生风"等。内风主要由阴亏血虚引起，平时肾阴亏的人，爱生气、易暴怒、情绪很不稳定。这类人最容易"肝风内动",即人们常说的"动肝火"。具体可以表现为:眼皮跳动、肢体抽搐等。"血燥生风"则是人体气血濡养不足,风性走窜,导致皮肤干燥、瘙痒等。所以避免内风需要保持心情舒畅、起居有节、饮食得当。气血调达、筋脉得养、阴阳平衡,才能避免内风出现。

5. 如何通过泡脚来养生

脚部是我们身体仅次于心脏的重要部位,分布着大量的穴位。脚部有足太阳膀胱经、足阳明胃经、足少阳胆经、足太阴脾经、足厥阴肝经、足少阴肾经6条经络经过。通过泡脚,水蒸气可使足部的毛细血管扩张,改善足部循环。配合适当的足部按摩使中药的有效成分充分地通过毛细血管循环至全身经络,再循经运行到五脏六腑,从而达到内病外治,上病下治的作用。

选择一个正确的泡脚盆往往可以达到事半功倍的效果,建议大家选用泡脚盆的高度最好可以没过自己的踝关节。有些朋友喜欢泡泡腿,也可以用更高一点的。一定要选无异味,保温性能好的泡脚盆,木桶或底部有凹凸按摩点或具有磁性泡脚盆都可以选用,这样在泡脚的同时可以按摩穴位。

诸病从寒起,寒从足下生。故对于经常感觉手脚冰凉的人,冬天泡脚是一个极好的方法。冬天由于比较寒冷，脚部血管收缩，血液运行缓慢，容易诱发多种疾病。热水泡脚可以把热量传递全身，促进身体血液循环。

对于常感觉疲劳、睡眠质量差、腿脚肿胀的朋友都可试一试泡脚，即使没有不舒服，常泡泡脚也会改善足部血液循环，促进皮肤角质的更新，改善足部的疲劳。

建议每天泡脚的最佳时间是 21:00，这个时候泡脚最养肾。泡脚时长以 30 分钟为宜，每天或隔天泡 1 次即可。水温一般维持在 38℃～ 43℃为宜。足浴时水深通常要淹过踝部，且要时常搓动。

6. 哪些中药可以用于泡脚

生活中常用于泡脚的中药有很多，手脚常年怕冷的朋友可将生姜切片，加少许红花煮水泡脚。可驱寒、活血化瘀；睡眠质量较差的朋友，可放些夜交藤、远志、酸枣仁安神促睡眠。经常头痛的朋友加川芎、白芷止痛。有脚气，脚部爱出汗的朋友多加一些花椒、艾叶。痛经的朋友可加益母草、香附、延胡索、当归试试。有手脚发紧、伸缩不利的老年朋友，可加伸筋草、透骨草。足跟干燥、开裂的朋友，不妨加少许醋试试。上面提到的中药比较常见，中药店里都可买到。有些药店为了方便大家，有各种配制好的中药泡脚包，大家可以根据自己的身体情况酌情选用。

泡脚选用的中药太多、太杂，不一定与泡脚效果成正比。一是药物太多不利于煎煮或热水浸泡，二是中药各有温凉寒热属性，相互之间还有配伍禁忌，一般建议泡脚选用单种或 5 种以内中药为宜。

推荐几款足浴养生方：

（1）风寒感冒足浴方

材料：荆芥 10g，防风 10g，苏叶 10g，葱白 5 段，生姜 5 片。

做法：大火煮开后，小火煮 5 分钟，煮好后将中药汁倒入洗脚水中。

（2）高血压足浴方

材料：冬桑叶 50g，茺蔚子 30g，桑枝 30g。

做法：大火煮开后，小火煮 15 分钟，煮好后将中药汁倒入洗脚水中。

（3）失眠足浴方

材料：吴茱萸 40g，白米醋 50～100g。

做法：大火煮开后，小火煮 15 分钟，煮好后将中药汁倒入洗脚水中。

（4）足跟痛足浴方

材料：五加皮 30g，川芎 50g，红花 20g，威灵仙 30g。

做法：大火煮开后，小火煮 15 分钟，煮好后将中药汁倒入洗脚水中。

对于有心血管疾病的患者，不建议长时间泡脚。因为泡脚时血液流向下肢，会导致心血管供血不足，引发头晕、胸闷；饭后 1 小时内不要泡脚，以免影响消化。患有糖尿病的患者对水温感知低于正常人，所以要特别注意防止烫伤。脚部有破溃脓肿者不建议泡脚，以免创面愈合慢或诱发感染。

7. 你知道叩齿的好处吗

经常听到有人说："牙好胃口好，身体倍儿棒。"这句话在一定程度上说明牙齿好，咀嚼功能好，食物消化快，吸收好，身体都跟着好了。拥有一口整齐的白牙，人人都羡慕，不但给外表形象加分，也说明一个人健康状况良好。如果没有一口健康坚固的牙齿，再美味的食物也会变得味同嚼蜡。对于龋齿和牙周炎患者，要及早发现、及时治疗。牙齿缺失后，及时进行修补，个别牙齿的缺失会造成相邻牙齿向内倾倒，也容易积攒食物残渣，使牙齿生病。

牙齿这么重要，除了常规的刷牙、漱口外，教大家一个简单有效的锻炼牙齿的方法——叩齿。叩齿的方法是：上下牙齿互相叩击，先叩槽牙，后叩门牙，再错位叩犬牙，叩齿可以随时、随地就叩，每次叩 30 ～ 50 下，叩齿时口腔分泌出的唾液可咽下。

8. 药枕与睡眠的关系

睡眠是维系生命的必要环节，是人体整合、修复、完善记忆的重要过程。因此，寻找非药物疗法改善睡眠，也是患有睡眠障碍人群比较关心的问题。在这样一个背景下，药枕也随之走进了大家的视线。

下面我们就来探讨一下，药枕改变睡眠的原理是什么呢？

首先，需要了解睡眠的过程。睡眠是由大脑控制的，从西医的角度而言，人体有内在的生物钟。夜晚，褪黑素分泌进入高峰，褪黑素可以让人快速入睡，早上褪黑素分泌减少，人们就会醒来，保证一天的清醒状态。而从中医的角度来讲，人体有十二条经络，对应自然界十二时辰，这十二时辰是一个周而复始、生生不息的循环。23:00 ～ 1:00 是该循环的起端和终点,也被称作"子时"，对应足少阳胆经。良好的睡眠状态有助于阴阳的转变。那午休是必需的吗？在远古时代，户外劳动是生存基本的条件。因此，午休可能是为了躲避正午的高温和太阳的直射。从时辰来讲，11:00 ～ 13:00 为午时，阳盛极而一阴生，也是属于阴阳交换的时候；心为阳脏，午休有助于心脏积蓄阳气，有利阴阳转化。

其次，需知道睡眠障碍是什么，导致睡眠障碍的因素有哪些？睡眠紊乱是指睡眠卫生习惯不良，导致人体生物钟出现节律紊乱的一种现象。通常下列几种是睡眠障碍的高发人群：作息时间不规律的人、经常需倒时差的人、长期值夜班者、思虑过重的人、受过精神刺激或罹患一些躯体疾病等。

再次，了解药枕的治病的原理，有助于如何选择药枕。药枕是根据中药的性味归经等理论，借助头部温度，使枕内药物的有效成份慢慢地散发出来。挥发物环绕于枕周，达到闻香治病的作用。最常见的药枕有决明子、荞麦壳、菊花、木炭等。决明子性寒，能清肝明目、润肠通便，具有调节血压和降脂等作用。特别适合夏天和脾气暴躁的人群使用，这也符合中医"凉头热脚"的基本理论。《中药典》记载："荞麦壳清脑、明目。"《本草纲目》也记载了荞麦壳能"助老明目，清热安神，促进睡眠"等。菊花枕由来已久，《本草纲目》中就有"菊花枕"的记载。南宋著名诗人陆游素有"收菊作枕"的习惯，其《老态》诗中就有"头风便菊枕，足痹倚藜床"的雅句。民谚则云："菊枕常年置头下，老来身轻眼不花。"菊花味甘苦，性微寒，有清热疏风、益肝明目、解毒等功效。木炭具有良好的吸附能力，能调节湿度，尤其适合潮湿的环境使用。

最后，在选择枕头时，可选用硬一点的枕芯，硬枕芯对头部和颈部有较强的支撑作用，长时间睡觉更舒服。在使用哪种药枕时，最好事先咨询一下专业的医生的建议，了解自己适合什么类型的药枕，可以达到事半功倍的效果。

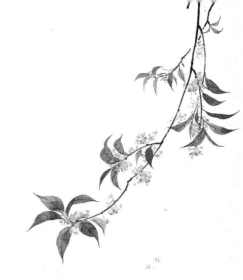

一 针灸推拿知识问答

　　说起"针灸",首先想到的就是医生用小小银针和艾灸在患者的身上"跳舞"来治疗各种疾病;而"推拿"则是医生用自己的手脚或借助其他介质,通过对相关穴位的点按来实现诊治。有一些疾病经过针灸和推拿,往往有着非常好的疗效。这一部分,将给大家介绍一些常用的针灸推拿知识,在家可以自行点按进行保健。如果想用针灸和推拿治疗相关疾病,建议到正规的医院找专业的医生进行诊治。因为每种疾病的病因不同,需要辨证论治,切莫照本宣科,以免造成不必要的伤害和危险。

(一) 常用穴位及其功效

　　想要自己给自己保健,对于经络的分布、穴位的准确位置等常识一定要有所了解。

1. 合谷缓解面瘫

　　面瘫也叫"面风"。《金匮要略》中说:"或左或右,邪气反缓,正气即急,正气引邪,喎僻不遂。"指的就是缺乏正气，风邪侵袭，卫外不固，经气阻滞，导致的面部单侧肌肉松弛，口㖞眼斜。

预防面瘫应注意：防止复感风寒、避免过度劳累和面部外伤；还有一些病毒性的疾病，如腮腺炎、流感、疟疾等，都可能会引起面瘫。

通常夏季是面瘫的高发期，很多人开窗睡觉，熟睡后卫气变弱，外感风寒，面瘫就容易找上门来；或者入睡前生气，也容易中招。一旦遇见这些情况，一定不要着急惊慌，保持淡定，及时到医院找专业大夫治疗。在治疗面瘫的过程中，通常会使用合谷穴进行针灸，"面口合谷收"指的就是牙痛和面部的问题都可以找合谷穴进行治疗。

2. 肩井穴治疗肩周炎

肩周炎又叫"五十肩"，是指人到了一定年龄，肝气衰退，不能荣养筋骨，出现肩膀处阵发性疼痛，患处怕风怕冷，活动受限，难以将手臂高举。

导致肩周炎的主要原因有两个：一是随着年龄的增长，肝气血亏；二是长期劳累，肩膀外露受凉，造成肩膀处气血瘀滞，筋骨老损。

得了肩周炎可以按揉肩井、曲池、合谷等穴位，同时一定要注意保暖，并通过经常举臂做关节运动来活血化瘀、提升正气。

3. "华佗夹脊穴"有哪些作用

夹脊穴又叫"挟脊"，顾名思义，是指夹于脊椎两旁的穴位，也是比较常用的经外奇穴。《黄帝内经》中写道："十二疟者，其发各不同时，察其病形，以知其何脉之病也……三刺则已，不已刺舌下两脉出血，不已刺郄中盛经出血，又刺项已下挟脊者必已。"说明运用夹脊穴可以治疗疾病，疗效确切。而华佗在《黄帝内经》的基础上，进一步确定了夹脊穴的定位，并很好地运用于临床，治疗了不少病症，后人便将夹脊穴称作"华佗夹脊穴"。

华佗夹脊穴作为脏腑之气的疏通之处，加强了人体体表和内在脏腑之间的联系。具有调节人体阴阳、扶正祛邪、行气活血的作用。简言之，就是内脏疾病可以通过夹脊穴反映出来。同样，通过针刺按揉夹脊穴，也可以治疗我们的内脏疾病。具体来讲，胸1～5夹脊可以治疗心肺、胸部和上肢的疾病；胸6～12夹脊可以治疗胃肠、脾和肝胆方面的病症；而腰1～5夹脊可以治疗腰部扭伤、腰椎间盘突出症、类风湿性关节炎等、泌尿系统疾病、妇科病等。

中医知识博大精深，治疗方法也是多种多样。首先可以用针刺法。临床上用电针或者温针灸刺激夹脊穴，可以治疗疼痛性疾病和脏腑功能性疾病。配合走罐法，可以疏通五脏六腑的气血，加强机体的抗病能力。其次，对于强直性脊柱炎的患者，我们可以采用隔物灸的方法。即，将大蒜和生姜切成片，平铺在脊椎和两侧的夹脊穴上，再在上面放置艾柱进行施灸。借助艾柱燃烧时所产生的热量，将艾草活血温通的作用发挥到极致，从而强壮真元，治疗顽疾，缓解病痛。再次，运用捏脊的方法，可以提高人体的免疫力，振奋阳气，调畅气机。最后，临床还可以运用穴位注射、挑治疗法等方法治疗疾病。

4. 神奇的神阙穴

神阙穴实际上就是我们的肚脐，在妈妈肚子里的时候，通过脐带给胎儿供给营养，所以又叫"命蒂"。以前女人在生产时，接生的人会将脐带的血往孩子身体的方向撸一下，并且用烧热的碗片或用牙齿将脐带割断。虽然这两个动作看似简单，但是这个动作和温度不容小觑。这样做可以避免孩子一出生，把剪刀上的寒气带到孩子体内。同时，以前给婴儿剪脐带要留1寸，而现在的脐带由于剪得太短，沾水后非常容易感染。

提起神阙穴，不得不提艾灸。古人常艾灸神阙穴进行保健。神阙穴有回阳救逆、开窍苏厥的功效。夏季着凉腹泻，可艾灸神阙温腹止泻。《针灸甲乙经》云："绝子灸脐中，令有子。"说明神阙对治疗不孕不育也有着很好的功效。

5. 生气了揉太冲

《素问·灵兰秘典论》云："肝者，将军之官，谋虑出焉。"意思就是一个人思路清不清晰、考虑问题有没有偏差、做决策正不正确与肝功能的强弱有很大关系。

尤其有一些女性，在月经来潮前情绪波动会比较大，或者容易因为一些小事生气。这些实际上都是比较常见的现象，是肝气失衡的一种表现。除了爱生气容易导致肝气不舒以外，晚睡和用眼过度也会导致肝气失衡。随着社会的发展和进步，城市中的人压力越来越大，睡眠时间和质量也越来越差，相信很多人都中了"肝气不舒"的招。肝经循经的路线和脾经有所交叉，加之肝为木，脾为土，经常会有肝脾传病、肝脾同治的现象。

太冲又叫"消气穴"。经常按揉有利于缓解发怒和生闷气给身体带来的伤害。太冲具体的位置是在脚大趾和二趾骨头结合前面的凹陷处。除了可以消气外，还能调节肝风，缓解目赤肿痛、乳腺增生和抑郁等问题。

和太冲相关的，还有一个非常有名的"太冲推行间"的方法，就是用拇指从太冲穴往下推到行间穴，能有效的调节肝气，起到疏肝健脾的效果。

6. 吹风别吹风池穴

风池穴之所以叫"风池",也是有非常深刻的含义的。"池"是蓄水的地方,在古代专指护城河。古代城市周围都有一条河环绕,目的是防御敌人攻城,只要敌人想来攻城,就把吊桥立起来,敌人就很难打进城去。"池"的意思就是保护屏障,所以也叫"城池"。

风池是足少阳胆经上的穴位。它就像是护城河一样,起到保护头部的作用,风池也是风邪入脑的一个屏障,想要风钻到"城"里,先过"池"关。

秋冬天冷的时候,很多人带上厚厚的围巾,将脖颈和后脑的皮肤包裹得严严实实的。经过这样保护的人通常不容易感冒,而恰巧风池就在后脑靠下的位置上。

除此之外,有些人风寒头痛或者生气导致眩晕和后脑疼痛,都可以通过按压风池穴进行缓解。

7. 消食便秘找天枢穴

现代人的生活条件比原来好很多。冬天能吃到西瓜;早上没吃饭,晚上吃顿自助餐补回来;想吃什么,想什么时候吃都能很轻松地解决。可是天天吃得好,运动又很少,进大于出一定会有不同程度的消化不良。

天枢穴是足阳明胃经的第一要穴。所谓"枢"就是枢纽的意思,有了这个枢纽,身体就可以畅通起来。天枢穴的位置是在脐中旁开 2 寸。经常刺激天枢穴可以调节肠道的功能。同时配合肚中旁开 4 寸的大横穴位置，更能除湿散结、理气健脾、调节肠胃。

8. "不老穴"真的那么神奇吗

"不老穴"听起来很神奇，它是我们人体的哪个穴位呢？其实上这个穴位就是"三阴交"，它是妇科病的"灵丹妙药"，有人就把它称为"女三里"，可以说是女人的"不老穴""女人穴"。

三阴交经常用来调理月经，治疗妇科疾病。它能改善更年期综合征等相关症状。三阴交并非女人的"专利"，男人也同样适用。男性经常按揉三阴交，有助于改善遗精、阳痿、遗尿等生殖泌尿系统疾病。中医认为，脾统血液，肝藏血行气，而肾藏精，三阴交恰恰是脾经、肝经、肾经在脚踝处的一个交叉点，经常按揉不但能够健脾胃，还可活肝血、益肾精。

三阴交的位置在小腿内侧，足内踝尖上 3 寸（即除拇指外其余四个手指并起来的宽度）、胫骨后方凹陷处。

9. 常按足三里，胜吃老母鸡

足三里穴是人体最重要的保健穴位，古人称之为"长寿穴"。古话说得好，"常按足三里，胜吃老母鸡"，在当时物质匮乏的条件下，这种保健方法是很经济也很方便的。因此，这种方法很快就在民间流行开来。现今仍有很多人喜欢经常灸足三里或进行针刺用以保健。

针灸或按摩足三里穴能治疗很多消化系统的疾病。例如，胃或十二指肠溃疡、急性胃炎、胃下垂等。它缓解急性胃痛的效果尤其明显，中医有个四总穴歌提到"肚腹三里留"，指的是对呕吐、呃逆、嗳气、肠炎、痢疾、便秘、肝炎、胆囊炎、胆结石、肾结石绞痛等"肚腹"相关的疾病，以及糖尿病、高血压等，都有明显的治疗作用。

足三里穴位于外膝眼下3寸。从下往上触摸小腿的外侧，在膝盖骨下可摸到凸块（胫骨外侧髁）。由此再往外，斜下方一点之处，还有另一凸块（腓骨小头）。这两块凸骨的连结线底边向下作一正三角形。此正三角形的顶点，就是足三里穴。

足三里穴常用的保健方法是按揉。每次按压5～10分钟，每分钟按压15～20次，注意每次按压要使足三里穴有酸胀、发热的感觉。也可以艾灸足三里穴，艾灸时应将艾条缓慢沿着足三里穴上下移动，以不烧伤局部皮肤为度。每周艾灸足三里穴1～2次，每次灸15～20分钟。坚持2～3个月，就会使胃肠功能得到改善，使人精神焕发，精力充沛。

（二）中医有哪些最常用的适宜技术

刮痧、拔罐、艾灸是最为常用的中医适宜技术。所谓的中医适宜技术是指安全有效、成本低廉、简便易学的中医药技术。

1. 刮痧

刮痧又叫"抓痧"或"撮痧"，就是用手指或边缘润滑物体，在人体体表特定部位，反复的刮、捏、提、挤、挑等，使皮肤出现片状或点状瘀斑或出血等变化，从而达到活血透痧的作用，以达到调整身体功能，恢复正常的生理状态。刮痧后皮肤表面一般会出现红、紫、黑斑或黑色水泡的现象，称为"出痧"。

出痧时皮肤有红有紫，但是不必担心，一般情况下，皮肤上的"痧"会在 3～5 天内逐渐消退，一般不会超过 1 周就能恢复正常。

出痧多少与个人体质及疾病本身有关，一般身体强壮、病程较短、病变轻的患者出痧较多；患者身体极度虚弱者，或病程久远、病情重（如疾病晚期），出痧一般较少，身体很健康者出痧也少。

刮痧治疗时应注意室内保暖，尤其是在冬季应避风避冷。夏季刮痧时，应避免空调、风扇直吹刮痧部位。

出痧两小时以内忌洗凉水澡，避免湿邪入里。同时，由于刮痧对皮肤有一定损伤，所以刮完后 2～3 天内患处出现疼痛感，属于正常反应。再次刮痧时需间隔 3～6 天，以皮肤上次痧退为好。刮痧后最好饮一杯温开水（最好为淡糖盐水），并休息 15～20 分钟。

刮痧对于大多数人都是适用的，但是个别部位和以下情况不宜刮痧：孕妇的腹部、腰骶部，妇女的乳头禁刮；白血病、血友病患者等需慎刮；皮肤容易过敏，或患皮肤病的人禁刮；久病年老、极度虚弱者需慎刮；醉酒、过饥、过饱、过渴、过度疲劳者禁刮；身体有痣、疮肿、伤口溃破部位禁刮。

2. 拔罐

拔罐是以罐为工具，将罐内产生负压的效果，造成局部瘀血，将身体里的寒气和湿气排出，以达到行气活血、通经活络、祛风散寒的效果。拔罐有气罐和火罐两种。关于拔罐的记载，最早出现在西汉，到了唐代，《外台秘要》将拔罐作为疗法记载。

身体健康或病邪较轻的人常常没有罐印。罐印的颜色也可以反映身体的情况。罐印紫暗发黑多为气滞血瘀。罐印紫红，并有水珠，表示体内湿热较重。罐印颜色新鲜红艳，表示阴虚火旺。拔罐后皮肤很痒，表示风邪较重。

一般拔罐后 2 小时内不要洗澡或沾凉水、吃冷饮。而拔罐疗法是一种偏"泻"的疗法，虽然祛湿寒功效很好，但使用时也有一定的禁忌。比如患有恶性肿瘤的患者、不易凝血疾病的患者、急性病患者、传染病患者、严重气虚的患者都不适合拔罐。同时，乳头、后阴、头部不适合拔罐。拔罐尽量到正规医院找专业的大夫操作，切不可不经辨证、盲目使用。

3. 艾灸

最近这几年很多中医爱好者开始对艾灸非常痴迷，认为它可以祛湿除寒，温阳补中，治疗很多疾病。但对艾灸的原理、使用方法、禁忌，大多数人并没有清晰的认识。为什么艾灸使用的材料是艾绒呢？经过长时间的研究，人们发现，艾燃烧时发热的频率是人体最容易吸收的。人体感觉到的不是灸热的灼痛，也不是短暂的热量。"灸"字上面是"久"，下面是"火"，意思就是持久的火，也意味着火是阳气，有火才能活得更长久。

很多人平时在家使用艾灸盒或者艾灸条进行艾灸。艾灸盒也分便携式艾灸盒和木质的艾灸盒。实际上最直接的方式是将艾绒搓成绿豆大小的球状或捏成小金字塔状，直接放在皮肤上或放在盐上或放在姜片上，用香点燃，熄灭后迅速更换新的艾绒使穴位感到微微发热即可。

这种方法对一些寒证有良好的保健治疗效果。

随着人们生活水平的提高，纯寒证的人并不多见，更多的是寒热燥湿等夹杂体质。这就提醒我们，在使用艾灸时一定要对自己的身体进行辨证，之后才可施以艾灸。比如，已经是阴虚火旺、实热证、阴虚阳亢等手脚心发热、怕热等症状，就不再适合用艾灸进行保健或治疗。同时糖尿病患者、孕妇或空腹、过饱等人群不适合艾灸。艾灸的时机也比较重要，早上或上午，顺应生发的时间更好一些。

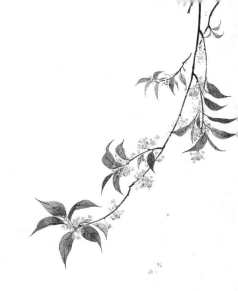

女性和儿童常见病中医调养

妇女和儿童是社会的重要组成部分，女性恰好又是重要组成部分中极为重要的一个群体。女性拥有一个健康的身体，是生育健康下一代的基础。女性了解自己的身体，多学习育儿和防病调养知识也非常必要。

（一）女性常见疾病的中医调养

女性的一生必然经历"经、带、胎、产、乳"几个阶段，或多或少都会被妇科疾病纠缠，有病早治可以避免疾病迁延不愈。中医在数千年里，为治疗女性疾病累积了丰富的经验。

1. 月经失调

月经失调的表现有多种，常见的月经失调有月经先期、后期、经血量少、量多、闭经、崩漏及经前期综合征等。西医治疗多采用激素替代疗法，副作用较大，且停药后容易复发。中医根据"治病求本"的原则，从寒、热、虚、实四个方面辨证施治，药物天然副作用小，能够帮助自身建立良好的月经周期。同时，月经失调和饮食、睡眠、心情等有很大的关系。心情压抑，饮食生冷肥腻、吸烟、喝酒、熬夜通宵，运动量少等都是影响月经的常见因素。

2.痛经

对于女性来说，每个月的"那几天"已经足够让人烦恼了，本身的情绪就会变化不定，要是再遇到痛经，就更难以忍受了。这是一种很多女性都曾经历过的现象，工作和生活上都或多或少因此受到影响。中医对痛经的认识和治疗积累了丰富的经验。痛经属于"痛证"范畴，它的特点是经行小腹疼痛，并随月经周期而发作。

月经周期是女性生理过程中阴阳消长、气血变化节律的体现。因此，顺应胞宫的充盈或亏虚，适时而调、因时论治，可取得事半功倍之效。疼痛发作之时，应以治标为主，以调理气血、疏导血脉以止痛为法；关键还是在治本，调整脏腑功能，结合素体情况，辨证求因。同时在治本的基础上兼以治标，以祛除病因而调和气血。中医有食疗和按摩等方式可以缓解痛经。

最常见的是姜枣红糖水，干姜、大枣、红糖适量煎水喝汤。也可将鲜韭菜洗净，切碎捣烂取汁备用。锅内放入红糖，清水煮沸加入韭菜汁饮用。以上两种方法有温中散寒、温经补气的功效，可适当缓解痛经。

也可以使用按摩法，平躺在床上，全身放松，两手搓热放于腹部，10分钟后即可减轻疼痛。

3. 带下病

带下病对于女性来说，几乎都多少经历过。可谓"十女九带"。清代有一位著名的妇科名家傅青主非常精通妇科、男科，所著医书堪称经典。现代社会由于饮食过度，性生活不洁导致带下病的发病率也逐渐提高，常见症状为下腹疼痛、发烧、白带异常等。由于不合理使用抗生素使带下病的治愈率下降，急性炎症通常会转化成慢性炎症，难以根治。中药内服、灌肠、外敷等多种手段配合治疗，其疗效已经得到普遍认可。中医治病的原则是：寒则温之，热则寒之，湿则燥之，瘀则化之。通过中医辨证，分析患者体质及带下病的寒热属性，采取针对性的"温、寒、燥、化"的治疗手段达到提高自身抵抗力，改善盆腔内环境，达到祛邪不伤正的治疗效果。

白带异常表现为：赤带、青带、黄带不正常带色。腹部时常疼痛的女性应尽早到医院进行检查，以便早治疗、早康复。

在个人饮食上，女性尽量避免食用生冷、辛辣等食物。避风避寒，注意保暖，夏天少吃冷饮，冬天多穿不露脚踝。

4. 保胎

"十月怀胎，一朝分娩"。胎儿的孕育是一个快乐、幸福的过程，是每个女性的必经历程。由于现代社会节奏加快和污染的加重，不孕不育、先兆流产、习惯性流产、胎盘低置状态、ABO 溶血等名词开始常常出现在人们视线，许多家庭为此奔波求医。中医保胎在历经数千年的历史长河中，积累了丰富经验，以"周期调经"为基础，先养其母，夫妻同治，后"种子"可成，并在容易流产的前三个月保驾护航，帮助众多家庭孕育了健康的新生命。

5. 乳腺疾病如何调理

现代女性乳腺增生的发病率在 90% 以上，大部分乳腺增生是良性的。如果形成结节、肿块等需要定期复查防止恶化。乳腺疾病可以说是伴随着女性的成长过程。青少年时乳腺初步发育。成年育龄时孕育生命、哺乳下一代，常常发生乳腺炎。随着年龄的增长，如果保养不好，又会发生乳腺增生、乳腺纤维瘤、乳腺囊肿等。乳腺疾病其致病因素比较复杂，如治疗不及时或治疗不当，可能会发生癌变，从而导致生命危险。

对于单纯的乳腺增生引起的乳胀、疼痛等，西医没有很好的治疗方法。中药辨证治疗可对疼痛的缓解率达到80%，对质地中等或较软的增生肿块可以起到明显的缩小和消散的作用。中药的作用持续而稳定，周期治疗后不易反弹，毒副作用小。

预防乳腺疾病，可以从食疗入手，在平时的生活中，多呵护、早预防。

（1）玉米丝瓜络羹

材料：玉米100g，丝瓜络50g，橘核10g，鸡蛋1个，水淀粉、冰糖少许。

做法：玉米、丝瓜络、橘核加水熬1小时，起锅前加入鸡蛋，并用水淀粉、冰糖调匀服用，每周两次。

（2）夏枯草当归粥

材料：夏枯草10g，当归10g，香附10g，粳米、红糖适量。

做法：夏枯草、当归、香附加水煎20分钟，取汁加入粳米煮成的白粥，用红糖拌服，每周两次。

（3）蜜汁无花果

材料：无花果100g，山楂30g，蜂蜜适量。

做法：无花果、山楂加水煎20分钟，取汁加蜜糖服用，每日两次。

（4）丝瓜炖豆腐

材料：丝瓜150g，豆腐100g，葱、姜、香油少许。

做法：丝瓜、豆腐加水煮20分钟,起锅前放入姜、葱、香油，每日 1 次。

（5）桔梗赤小豆粥

材料：桔梗 10g，皂角刺 10g，赤小豆、粳米适量。

做法：桔梗、皂角刺加水煎 20 分钟，取汁加入用赤小豆和粳米煮好的粥中，拌服，每日两次。适用于乳腺炎化脓期。

（6）花粉当归粥

材料：黄芪 10g，花粉 10g，当归 5g，红糖少许。

做法：黄芪、花粉、当归加水煎 20 分钟，取汁加入红糖服用。每日两次，适用于乳腺炎破溃期。

（二）儿科常见病防治与调理

儿童年幼时自己不懂防护，也不知道哪些行为会导致生病。这就要求父母对儿童常见病要有所了解，并对常见病有及时发现和简单处理疾病的能力。

1. 宝宝"红屁股"怎么办

首先，要给宝宝勤换尿布，用护肤柔湿巾擦拭，或者用温水洗屁股，并用软纱布擦干。

其次，在宝宝臀部轻微发红时，可使用婴儿护臀膏，也可自制紫草香油。香油的强保湿作用能滋润宝宝肛门附近的黏膜，免受便便的刺激，防止局部皮肤脱屑硬化。

紫草香油的做法：备好 10g 紫草放在碗里，取 10～20mL 香油在干净的锅里加热至冒烟，然后倒进装有紫草的碗里混匀，就制成紫草香油了，每次换尿不湿屁股温水洗干净，擦干后涂上一层紫草香油，每天 2～3 次。

保持宝宝屁股局部干燥，每次换尿不湿后让宝宝躺在干燥的床单上在空气中暴露一段时间，或者晒晒太阳，保持臀部皮肤通气干燥也很重要。

通常，经这样护理后，一般 2～3 天就能好转，若皮损比较严重，需及早到医院找专业的大夫就诊。

2. 如何解决痱子的烦恼

痱子是儿童夏季经常遇见的问题，也是妈妈们比较困扰的事情。痱子是因为汗液不能从汗毛孔轻松排出，从而在头部、前胸、后背等部位出现水疱或丘疹，并感觉刺痛、灼热、非常痒，从而影响孩子的饮食和睡眠。

有两种比较安全有效的方式可以缓解痱子带来的困扰。一种是将藿香正气水加入洗澡水中。藿香正气为清凉解热的药，芳香化湿，能将湿邪祛除。另外一种是将鲜薄荷叶煮水洗澡。薄荷是家庭常用也是可食用的食物，清热效果很好，材料又简单易得，十分方便。

3. 孩子尿床怎么办

中医认为，孩子尿床主要分为两种类型：一是肾气不固型遗尿的小儿，通常尿量多而清长，一夜会遗尿数次，平时会伴有畏寒，四肢凉等症状。相比其他孩子，有精神不够活泼、智力较差等特点。这些可以通过后天的调养和治疗补回来。另一种是小儿脾肺气虚型遗尿，也比较常见。患儿一般具有气短乏力、四肢乏力、不爱说话、时不时干咳几声、食欲不振、大便稀薄等特点。

如果家里孩子有遗尿的情况，建议尽早带孩子到医院就诊，尽纠正孩子的"尿床"习惯。同时在积极配合治疗的同时，也要注意孩子的心理疏导，予以理解和支持，消除其紧张、焦虑和抑郁等不良情绪。培养孩子按时排尿、不憋尿的习惯，平时注重饮食营养，不要让孩子过于疲劳。

4. 孩子胃口不好、脾气大怎么办

常常有孩子的家长抱怨孩子个子偏小，不好好吃饭，还特别能折腾，脾气特别大。诸如此类的问题不知道该怎么办才好。孩子胃口不好与脾气大之间有什么关联吗？

中医认为，小孩子脾气大属于肝气旺。肝气旺是和胃口不好相关的。孩子长时间胃口不好主要是因为脾虚，

脾虚不仅会导致消化吸收功能不好，营养不良，个子长得慢，还会导致小孩子精神情绪的异常。常常表现为易被激惹，好发脾气，特别好动，夜间精神亢奋，不肯入睡，睡下了也不安稳，易惊叫啼哭，这都是因为脾虚肝旺的缘故。在中医理论中，脾属土，肝属木，木克土，正常情况下两者处于平衡状态。一旦土虚失调，木气就亢旺，因此在脾虚的情况下肝气自然会偏旺，肝气旺了小孩子就容易发脾气。所以我们平常说的小孩子脾气大其实是脾气虚，肝气旺，应该叫"肝气大"才对。

中医解决孩子脾气大的办法是健脾平肝。通过中药补益脾胃，平抑肝气可以慢慢调理好。而家长要做的是选择合理的饮食。一方面尽量不要让孩子吃冰激凌、喝冰饮料，少吃西瓜、梨等寒凉伤脾的食物；另一方面可适量多吃山药、莲子、红枣等补益脾胃的食物。

鸡内金是调理小儿厌食的常用药，具有很好的消食功效，适合治疗小儿积食。症状较轻者，单用研末服即有效；食积不化，脘腹胀满，可与山楂、麦芽、青皮等同用；治小儿脾虚疳积，可与白术、山药、使君子等同用。

（1）行气和胃

取鸡内金 6g，砂仁 1.5g，共研末，与粳米 30g，白糖少许同煮粥食用。

（2）开胃消食

取鸡内金 30g，在平底锅焙黄研末，每次 1～3g，开水冲服，每日服 2 次。最宜小儿消食。亦可取山药 30g，鸡内金 9g，水煎取汁，调入蜂蜜 15g，搅匀。每日 1 次，分两次温服。

（3）养胃健脾

取鸡内金 6g，陈皮 3g，砂仁 15g，共研末。粳米 30g 煮粥，粥煮好后放入药末，加白糖食用。

同时也可以通过给孩子捏脊的方法调理内脏、增强体质。背部的督脉总督人体一身的阳气，足太阳膀胱经集中分布了脏腑腧穴，经常按摩可以促进气血运行。

孩子皮肤、脏腑都非常娇嫩。父母给孩子捏脊之前应经过专业医生的指导和培训后方可在家给孩子进行捏脊。根据体质和治疗的功效，捏脊分每捏三次提一下、每捏五次提一下和只捏不提。每日可捏 1～2 次。需要注意的是，捏脊不要过饥、过饱或哭闹、睡闹时进行。

5. 如何让孩子春天长个子

一年之计在于春，春季万物生发生机勃勃，这个时间最有利于孩子长高。《黄帝内经》有云："肝主升发，应于春"，肝的特性如同春天的草木一样，也喜欢生发，因此春季是孩子长高的黄金季节。那么作为父母应该怎样做呢？主要有以下几个方面要注意：

（1）充足的睡眠养肝血

肝在五行中属木，肝主藏血，"人静卧血归于肝"。因此肝脏得到了血液中营养物质的滋养，容易发挥其疏泄调达功能，肝的疏泄功能对于脾的运化也有很大作用。因此，春季要重视孩子的睡眠，以助于孩子长高。西医学也发现，影响人体身高的激素叫生长激素，是脑垂体分泌的，它的分泌呈规律性，在 21:00 ～ 23:00 特别是22:00 以后分泌量达到高峰，而且必须在深度睡眠下才会发生，因此生长期的孩子不但睡眠要充足，而且时间也要恰到好处，争取让孩子在 22:00 以前进入深睡眠。

（2）均衡的营养和合理的运动

荤素搭配，多吃容易消化的食物。多参加户外的运动，多晒太阳。

（3）健康的心态

孩子原本天真烂漫的童年生活现在被大量的兴趣班、学习班所充斥，学习压力大，容易出现心情烦躁、抑郁等症状。这些都对孩子的身体产生不良的影响，俗话说"有好心情才能有好的胃口"，所以家长们应该适时地带孩子们到户外环境中放松，让孩子们保持健康的心态，拥有健康的体魄。

6. 如何防治冻疮

南方的冬季以前是没有空调的。每到冬季，就有很多小孩子得冻疮，双手皮肤冻得红肿，甚至开裂流水。如果这个时候用热水洗手会奇痒无比，而且一年生冻疮，此后每年都要生。现在生活条件好了，冻疮的发生也相对减少了，但在一些防寒措施不到位的地方依然比较常见。

冻疮多见于儿童和末梢血运不良者。常反复发作，好发于手、足、耳、面等暴露部位。下面介绍几种冬夏治疗冻疮的简易疗法：

中药防治冻疮可将生川乌、生草乌、桂枝各50g、细辛20g、红花20g研成粗末，再与芒硝40g、樟脑15g混合后放入1000mL浓度为60%的酒精里密闭浸渍7天，滤药液备用。用棉花签蘸药汁涂患处，趁湿频频揉搽，每日早晚各1次(严重者每日3～4次)，每次搽药5分钟左右。

夏治冻疮防复发：

（1）选用成熟的紫皮独头蒜，剥去外皮，捣碎成泥，在阳光下暴晒至温热，将蒜泥薄薄地涂在冬天易冻伤的部位。每日涂3～5次，连续5～7天。

（2）取干红辣椒5～7只，加水煮沸成辣椒汤，待水不烫时泡洗易患冻疮的部位，每日1次，连用5天。

（3）取鲜芝麻叶在生过冻疮的皮肤上搓擦20分钟，让汁液留在皮肤上，1小时后用水洗净。每日数次，连搓1周。

（4）生姜切片抹搓冻疮处，每日1～2次，连搓1周。

（5）红花10g，桂枝15g，煎汁搽洗易冻伤部位，每日1次，连用5天。

（6）鲜茄根50g，水煎浓汁后待不烫时洗搽患处，每日1次。